がんを瞬時に破壊する

光免疫療法

身体にやさしい新治療が医療を変える

小林久隆

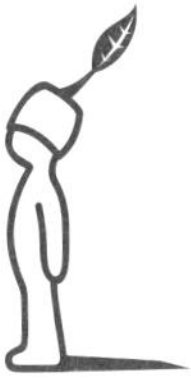

光文社新書

まえがき

２０２０年、１月から中国の武漢を発端に世界を襲った新型コロナウイルスの猛威は留まることを知らず、いまだ終息する兆しはない。最終的に、この新型コロナウイルスでどれくらいの方々が命を落とすことになるのかは分からない。

だが、感染症というものはあるときに燃え盛り、ある時期に必ず終息する。もちろん、いま医療はこの感染症に全力を注いで治療に当たらなければならない。

私は、新規のがん治療法である「光免疫療法」を開発し、アメリカのメリーランド州・ベセスダにあるＮＩＨ（National Institutes of Health、アメリカ国立衛生研究所）で働く医師である。ＮＩＨも新型コロナウイルスの影響を受け、２０２０年の４～５月はがん患者の受け入れは救急以外、すべて休止せざるを得ない状況になった。急を要する手術以外はすべて延期となったため、がんが悪化し、命を落とした方も少なくなかった。

私たちが忘れてはならないのは、世の中がどんな状況になろうとも、世界中で年間約２０００万人が罹患、約１０００万人が死亡し、日本でも年間約40万人が命を落とす「がん」という病への対応も着実に進めていかなければならないということだ。たとえ新型コロナウイルスで１０００万人の命が奪われたとしても、がんによる死もまた、毎年、同数かそれ以上に存在する。コロナ禍で、がん医療は確実に停滞した。こうしたかつてない危機に直面してみると、やはりコロナ禍にあっても「がん医療」が止まるということがあってはならないと私は痛感する。


２０２０年は新型コロナウイルスの影響で世界中が振り回される一年になったが、本書のテーマである「光免疫療法」はその間も着々と治験の成果を積み重ね、いま、やっとその歩みが日の目を見る地点に到達した。

私が、がんを極めて「選択的」に死滅させることはできないかと考えたのは大学院時代であった。研究は出発点から遡《さかのぼ》ると30年越しで、アメリカへ渡ってから実に25年の月日を経ている。しかし、現時点は決して研究の結実ではなく、終わりの始まり、あるいは「決勝レースのスタートの一歩目」を踏み出したばかりであるのだが、プロジェクトを完遂するための重要な中間目標地点を迎えたことは確かである。

私にとって、この治療法の最大の転機となったのは２０１２年、当時の米大統領バラク・オバマが一般教書演説で、この治療法の可能性について言及してくださった瞬間だった。研究の大半は米国の税金で賄われている国立の研究機関で行われている。だからオバマ元大統領も、税金が有効に使われていることを示すための宣伝としてその有効性を考えて語ったのだろうが、これは私にとって嬉しい出来事だった。

そして何より研究が加速度的に進んだのは、２０１３年の春に楽天代表取締役会長兼社長である三木谷浩史さんと出会ったことによってである。その後の、彼個人としての英断なしでは研究は前に進まなかったであろう。

「光免疫療法」は現在さまざまなメディアで伝えられている。私も、この医療を待ち望む方々に、過度な期待を抱かせることなくできる限り正確な情報を届けたいと思ってきた。だから、専門家に向けた学会などでの発表のみならず、テレビや雑誌の取材にも積極的に応じてきた。しかし「光免疫療法」を標榜する、まったく別の治療法を行う無関係な医療機関が現れている。誠に残念ながらそれらを法で規制することはできず、私は心を痛めてきた。

私が開発した「光免疫療法」は、日本国内であれば十数ヶ所で行われている治験の条件に該当して初めて参加が可能になるものだ。個人が開業しているクリニックでは受けられない。

この治療に望みを託したがん患者さんとそのご家族に申し上げたいことは、がんの治療は標準治療以外は玉石混交であり、落とし穴も多く、どうか翻弄《ほんろう》されずに正確な情報に行き着いていただきたいということ。そうした混乱を避けるべく、最近ではこの治療の技術基盤を「イルミノックスプラットフォーム」と呼称・区別化し商標登録をするに至った次第である。

これまで、「治療を受けるにはどうしたらよいのか」といった切実な悩みを抱える患者さんやご家族の方から、メールを２０００通超もいただいている。私はある時期まで、その一通一通に返信していた。しかし、研究が治験へと進み、実用化がいよいよ視野に入った段階で、この治療法の効果などについて語ることは事前広告として規制に抵触する可能性が生じ、また守秘義務の観点から返事を差し上げることを控えなければならなくなった。

そうした忸怩《じくじ》たる思いを抱く中で、私の視点から、この治療の概略をここに記すことにした。この治療に望みを託したがんの患者さんやそのご家族、そして医療関係者の方々に、この治療法の一端をご理解いただけたら幸いに思う。

がんを瞬時に破壊する光免疫療法　目次

第二章　ＩＲ７００の発見

第四章

化学への目覚め　111

第一章

光免疫療法とは何か

無数の突起物

がん細胞を肉眼で見られるとしたら、その表面には林のように生える無数の突起物を眺めることができるだろう。これは、どの細胞にもある細胞膜上のたんぱく質だが、がん細胞の表面には、正常の細胞にはあまり見られない種類の木がたくさん生えている。

それは、がん細胞に過剰に現れる分子である。例えば、乳がん患者の３割に現れるヒト上皮増殖因子受容体２型、「ＨＥＲ２（ハーツー）」もその一つ。これは乳がんだけでなく、大腸・膵臓・胆管・膀胱がんにも見ることができる。そして、頭頸部・皮膚・乳房・肺・胃・膵臓・胆管・大腸・子宮頸・膀胱がんなど、最も多くのがんに発現している分子が「ＥＧＦＲ（上皮成長因子受容体）」である。こうしたＥＧＦＲやＨＥＲ２は「抗原」と呼ばれる。

私は研究の道に分け入った頃から、がんを完全な意味で選択的に狙いを定めて消し去るためのツールとして、「抗体」が適当であると考えていた。抗体とは、特定の異物や細胞にあるＥＧＦＲやＨＥＲ２のような抗原（目印）に特異的に結合し、その異物を生体内から除去する分子のこと。過剰に発現した特徴的なたんぱくにあるボコボコした突起（抗原）をがんの目印として「抗体」と結びつければ、極めて選択的にがん細胞のみを死滅させることができるのではないだろうかと。

ＥＧＦＲやＨＥＲ２に対する抗体は、生体内では抗原を発現しているがん細胞に最も特異的に結合できる分子なので、私は光免疫療法の研究や開発を進める上で、まず、このＥＧＦＲに狙いを定めた。

三大治療の限界

私が「光免疫療法」に行き着いたきっかけは、放射線科医として11年にわたって臨床の現場でがん治療に携わる中、従来の三大治療である「外科手術」「放射線」「化学療法」がさまざまな副作用や後遺症をもたらし、患者さんが苦しむ姿を目《ま》の当たりにしてきたことにある。私が医師になった35年前には、がん治療といえばすでにこの三大治療を中心に行われていた。

しかし、いまだがんを攻略するには至っていない。とはいえ、この三大治療で約半数のがん患者を生還に導くことができるほど、がん医療は発展を遂げているのも事実だ。

しかし、従来の三大治療では、治療によってたとえがんが寛解したとしても、体が元通りの状態に戻るということはまずない。

外科手術の場合、がん細胞だけではなく、周辺の臓器を大きく傷つける。臓器を切除した場合は臓器に備わっていた機能も同時に失われるため、この領域の免疫反応をほぼリセットしてしまうことになる。したがって、重大な後遺症が生じることもある。

抗がん剤治療の場合、投与すると細胞を殺す毒が全身を駆け巡るため、がん細胞を苦しめることになると同時に、正常細胞へのダメージも避けることができない。また、毛根細胞などにもダメージを与えるため、脱毛などの症状も深刻化するなど、患者さんは副作用に苦しむことになる。当然、免疫機能は弱体化する。さらに、抗がん剤から逃げ延びて生き残ったがん細胞があった場合、そのがん細胞は変異を続けて体を蝕《むしば》むことになる。

私の専門であった放射線治療は、「非侵襲的」（体を傷つけないこと）とはいわれるが、多くの場合、照射した部位は生来の機能を失い、「焼け野原」となってしまう。これは、放射線照射をすると、がん細胞や近くの正常細胞だけではなく、組織を再生する幹細胞も壊死《えし》させてしまうからだ。そして、治療した部位の組織は再生されることはなく、固い線維《せんい》に置き換わって瘢痕《きずあと》（組織の拘縮《こうしゅく》）を残してしまうことが多い。結果、たとえがんを消失させたとしても、皮膚や臓器の拘縮、また嚥下《えんげ》しにくくなるなどの機能障害を起こすなど、さまざまな後遺症を生じさせることになる。

免疫の研究者がマウスのリンパ球をなくして腫瘍免疫機能を失わせようとする場合、３グレイの全身照射で全身のＴ細胞（血液中を流れている白血球のうち、リンパ球と呼ばれる細胞の一種）を殺して取り去る。これが免疫学としての基本手技だが、人間のがんを死滅させるときには、前立腺がんで80グレイ、乳がんでは60グレイを照射する。それも２グレイ×30～40照射で６～８週間が基準となる。最初の２日で４グレイを腫瘍に照射してしまったら、たちどころに腫瘍周辺のリンパ球はほぼなくなり、これを30～40回繰り返すと体内の免疫細胞はみるみるうちに減少してしまう。その状態で免疫細胞を失ったまま、残りの２ヶ月を過ごすことになるのが放射線治療の現実である。

近年注目されている放射線のピンポイント照射にしても、完全にがん細胞のみをターゲットとしているわけではないので、少なくなったとはいえ、同様の副作用が出現し得る。さらに放射線照射であるため、がん細胞より先に、放射線に弱い免疫細胞が死んでしまうという重大な問題も生じる。つまり放射線による治療というのは、がん細胞を攻撃する役目を担う免疫細胞が、放射線照射によって消滅してしまうという大きな矛盾を孕《はら》んでいるのだ。

ただ、これらの三大治療が成り立つのは、がんとは、体の中に過剰に増えた不要な細胞＝がん細胞が病原で、がん細胞が引き起こす機能障害によって人が死ぬ病気だと捉えられているからである。であるから、この三つの治療に共通する考え方は、がん細胞をとにかく体の中からできるだけ取り除くことでがんを克服しようとする、合目的な手段であると私は認識している。

しかし結局のところ、この三つの治療を施してがん細胞が減少したとしても、体を防御する免疫を低下させてしまう。つまり、生き残ったがん細胞の増殖を防御するはずの免疫力を落としてしまうという大きな矛盾を抱えているということだ。

さらに三大治療の大きな課題に、一通りの治療を終えても、それがただちに「成功」であるとは判断できない点がある。常に転移・再発の可能性があるため、患者さんは不安に苛《さいな》まれ、片時も心が休まることがない。これが、がんという病の厄介なところである。

要するに現在の標準治療では、たとえがんが寛解したとしても、その後の人生において後遺症や副作用、そして精神的な不安と長く付き合い続けていかねばならないという問題を抱えているのだ。

こうしたことから、私はどうにかしてがん細胞だけを死滅させることによってがん細胞を極限まで減らし、かつ人体にはほぼ無害に、また治療後も免疫力を落とすことなく、後遺症を残さない治療法はないものだろうかと思考を重ねて基礎研究の道に分け入った。

抗体との出合い

こうした従来の三大治療が抱えるさまざまな障壁をすべてクリアし、抗体医療や免疫療法の欠点を克服すべく試行錯誤の末にたどり着いたのが、我々が研究・開発する「光免疫療法」である。この基礎となる着想を得たのは、まだ医学生だった私が「免疫・抗体」の研究に出合ったばかりの１９８４年頃にまで遡る。

「抗体」に病理学の研究室で初めて触れたのは、医学部の４年のときである。抗体はたんぱく質の一種で、体内に入った病原体などの異物にある「抗原」にくっつく性質がある。古くは蛇毒の治療に血清（血液が凝固したとき、上澄みにできる淡黄色の液体成分のこと）として用いられ、ウイルスなどの「異物」を排除する働きも備え、がん細胞の抗原にもくっつく。まるで鍵と鍵穴のように、くっつく相手を選ぶという意味で選択性が高いのだ。当時の病理学教室では、抗体を用いた組織の染色（免疫組織染色）が、がんを診断する決め手として使われていた。この抗体を操れば、がん細胞のみをピンポイントで死滅させることができるのではないか――。そう考えた私は、この抗体との出合いがその後の研究の指針となっていった。

抗体治療の歴史

歴史をひもとけば、抗体という分子の存在は１００年以上前から知られていて、ドイツの細菌学者パウル・エールリヒ（１８５４－１９１５）はそれを「魔法の弾丸」と呼び、あらゆる疾患に有効だとすでに19世紀に述べている。ただ、それからの１００年近くの間、抗体は体の中で作られたものを血清として取り出して使うか、あるいは抗体分子を多種の生き物の血漿《けつしょう》（血液に含まれる液体成分の一つ。血液の55％を占める）から何らかの化学的方法で生成して使うことができるのみであった。１個の抗体を選んで、まったく同じ分子を１兆個以上もの抗体を作りうるモノクローナル抗体作成の技術ができたのは、１９８４年にノーベル賞を受賞したセーサル・ミルシュタイン（１９２７－２００２）博士らが作った技術である。

もう少し具体的に記すと、英国のケンブリッジ大学で、ミルシュタインとジョルジュ・J・F・ケーラー（１９４６－１９９５）が細胞融合技術を使ってモノクローナル（単一）抗体作りを試みたのは、１９７０年代のことだったという。モノクローナル抗体とはどのようなもので、いかにして開発されたのか。抗体医療の立役者ともいえる開発の物語は非常に長い試行錯誤の歴史があるが、それは本書では割愛したい。

ミルシュタインはこの大学で長年、抗体の構造の研究を続けてきた免疫学の教授で、スイスからやってきた若き博士研究員ケーラーが実験に腕をふるい、モノクローナル抗体を際限なく生産してみせるという大きな成果を叩き出した。

がん表面に発現する特定の抗原だけを攻撃することができるモノクローナル抗体を使えば、「がんの抗体療法が可能になる」「抗体に抗がん剤をつけて体内に注入すればがんを攻撃するミサイル療法が可能になる」という夢を多くの医学者が持ち始めたのも、この70年代のことだった。

このモノクローナル抗体が医学の現場で広く使われるようになったのは、１９８４年のミルシュタイン博士のノーベル生理学・医学賞受賞後で、以降、ラボで同じ抗体を大量に作って医療の現場で普通に使われるようになった。

ハブの毒の血清の例をみてみよう。動物にハブを噛ませると、血清の中に抗体ができる。その抗体を血清として血の成分を落としたものを人間の体に投与する。するとハブの毒を抗体で中和できさえすれば、人間はハブ毒では死ぬことはなくなる。こうした抗体治療は太古から施されてきた。しかし、ハブの毒のみにくっつく抗体分子の同じものを１兆個以上もコピーして作るという技術ができてきたのは、ケーラーとミルシュタインの発明からである。

「魔法の弾丸」を使いこなす

ミルシュタイン博士の発明よりはるか前の１９００年、前述のエールリヒは「抗体というのはmanipulative（操作的）だ」と述べている。抗体の大きな性質は「特異性」であり、生物的な分子を選択する特異性は、抗体よりも優れたものはほかにないと考えられる。体外でも安定した分子で化学的な修飾もしやすく、さらに体内で安定して働くという点も、「抗体分子」は医学・医療の研究にとって欠かせないわけである。

であるから抗体分子に何かをつけて体内に飛ばしてやれば、選択的にがん細胞に到達するだろうということは、研究を始めた当初から見当をつけていた。当時、これは「ミサイル療法」といわれた方法で、例えば抗体に毒素をつける、抗がん剤をつける、などという手法でターゲットに到達させればよいのではないかと考えられていた。エールリヒの予言した「魔法の弾丸」が現実のものとして薬になろうとしていたわけだ。

私が最初に目をつけて取り組んでいたのは放射性同位元素（ラジオアイソトープ：ある元素が持つ同位体のうち、原子核が不安定であるために原子核が崩壊して放射線を放出する同位体）である。抗体に放射線同位元素を組み込めば、がん細胞にピンポイントで放射線を当てることができないかと考えたのだ。だが、放射性同位元素は体にとっては放射線を発する毒である。体内に放射線同位元素が注入されると正常細胞も同様に被曝させてしまう。全身に毒（放射性同位元素）を注射すれば、体内で最も放射線の影響を受けやすい骨髄の働きが最初に低下してしまう。骨髄の働きを障害する量以上には薬を投与できない。つまり、投与量の限界というネックがあった。投与量が限界に達すると、がんはそれ以上叩けなくなる。したがって、投与量の限界点でがんが死滅していなければ治療は無効ということになる。

その後、毒素や抗がん剤など、搭載物をいろいろ変えて試してみたが、障害が強く出てしまう。このように、どこかの組織への毒性が必ずネックになって、がんが完治することはほとんどなかった。

このコンセプトに限界を感じたのが２００４年か２００５年頃である。

私は当初から病理学（研究者の）の道を歩むと考えていたのだが、「病理を専門にするなら、一度は臨床の現場を知っておいたほうがいい」という指導教官の勧めもあり、一旦は臨床医として放射線科の現場に身を置くようになった。

研修医生活では、放射線診断の現場でさまざまながん治療を受けた患者の画像を見る機会があった。また、放射線照射が可能な、全身に起こるあらゆるがんの放射線治療を目にする機会があったが、治せない患者さんの苦しむ姿を目の当たりにし、当時のがん治療の限界と自らの無力感に直面することが多かった。

医師になってから、私は一貫して、いかにすればよりよいがん治療で患者を苦しめずに治すことができるかということを目指していた。現場で直面した無力感が、研究への意欲と原動力につながっている。だから、臨床医の経験は貴重な年月であったと考えている。

抗体が主役

抗体は、光免疫療法の主役の一つである。

もう少し噛み砕いて説明しよう。人間の体は免疫反応でその恒常性を維持している。いわば抗原（鍵穴）に対して、抗体（鍵）が体を守る働きをすることで、絶えず感染症やがんといった病気の発症を抑え込んでいる。つまり「抗体医療」とは、がん細胞の表面にある、目印になる抗原分子という鍵穴に対して、それぞれ反応する鍵＝抗体を投与するという治療法である。

私の開発した治療法は、この抗体をただ投与するだけではなく、特殊な物質（第二章で詳述する、光免疫療法のもう一つの主役である「ＩＲ７００」（商標名：IRDye®700DX）という、この治療のために開発した特殊な薬剤）を搭載した抗体を投与し、その翌日に（その抗体ががん細胞にほどよくくっついたタイミングで）近赤外光を１ヶ所につき、ものの５〜６分程度照射するだけという手法である。

こうして解説してしまえば実にシンプルで、数行で説明がついてしまい、拍子抜けするほど簡単な治療である。しかし、私がここにたどり着くまでに実に30年に及ぶ試行錯誤を繰り返してきた。

がんだけを見せるイメージングとは？

私が、がんだけを選択的にくりぬいて死滅させるという、一挙両得を目指した最終ゴールを目指す過程として同時に取り組んでいたのが、がんのイメージング（がんの画像化、視覚化、可視化）である。前述したように、抗体分子はがん細胞に選択的にくっつく。しかし、体に投与した抗体の中で、がんに届く量はごく一部でしかない。

もし、すべての抗体が放射線のような信号を出していたとすると、体全体が光を発することになる。その中で腫瘍がやや強く光る程度では、がん細胞にくっついている抗体だけを見ることはできない。それどころか、ほかの体から来る信号に、ときにはがんがどこにあるか分からないほど、がんから出てくる信号が埋もれてしまうこともあった。昼間の空の星と同様で、これでは見ることができない。

この画像のように、信号の強さに応じて治療効果が出るようながん治療では、がんが治らないというのと同義である。そこで私が次に考えたのが、抗体分子は間違いなくがん細胞に選択的にくっついているのだから、体に投与したときには信号を出さないようにして、がん細胞にくっついたときにだけ信号を出すように工夫すれば、がん細胞が体の中で画像として見えるはずというものであった。夜の空のたくさんの星は、暗いからきれいに見えるわけである。その理論に沿って開発したのが、がんだけを見せることができるイメージングである。

これは、がん細胞に出合うとスイッチが「ＯＮ」になる蛍光試薬を注射するか、あるいは蛍光試薬を表面からふりかけて、がん細胞のみを光らせる研究だった。がんだけを選択的に見ることができるのは、がんだけを選択的に殺すことにつながる技術になり得る。つまり、いかにしてがんを選択的にくりぬくかがここにかかっているのである（この蛍光試薬は確実にがんに届けるため、分子標的薬という抗がん剤としても使われる抗体をもとにして作成した薬剤である。抗体はいまや最もポピュラーな分子標的薬で、がん細胞だけを選択的に攻撃する薬だが、この選択性を応用して「がんを選択的に光らせる」技術の確立を試みたのである)。

この技術を応用して、まずは抗体を患者さんの体内に注入し、薬剤ががん細胞にくっつき、細胞内に飲み込まれると細胞の中でバラバラに分解されてONになって発光するものを開発した。その後さらに、がん細胞にくっついた後、それが細胞内に飲み込まれると細胞の中と外の環境の違いでONになって発光し、そのままがん細胞が生きている間は細胞の中で光り続けるが、がん細胞が死んだ場合には細胞の外に放出されて再びOFFになって発光を止めるという、「生きているがん細胞だけを選択的に光らせ、治療で死んだら消える」薬剤を開発したのである。

がん細胞を選択的に破壊する

このスイッチング物質の開発は東京大学教授の浦野泰照先生との共同研究で、2007〜2008年に成功させることができた。これはいまもがん手術のときなどに便利な物質として活躍している。浦野先生とは2004年にある学会で偶然お会いし、その後、私が自分のアイデアを彼に語り、共同研究の話をもちかけた。

浦野先生は自身の取り組んでいた研究で多忙だったため、開発にすぐにはとりかかれなかったようだ。もう無理かと諦めかけたとき「できたから持っていく」と浦野先生が夏休みにＮＩＨへやってきてくれた。初めてお誘いしてから開発までに２年ほど要している。

当初は静脈注射で体内を巡るように作成したので、がんに届いてから光を出す薬剤を開発したのだが、使い勝手を模索しているうちに、がんがありそうなところにスプレイする方式のものを開発した。スプレイした後、１分程度の「早いスピードで活性化される簡便性のあるものに改良してきたのだ。

この開発によって、さまざまな方法で選択的にがん細胞を光らせることができるようになった。すなわち、がん細胞だけからエネルギーとしての光を放出させる技術を確立させたのだ。この、選択的にがん細胞で作られる光エネルギーを応用すれば、がん細胞だけを選択的に破壊することができるのではないかという仮説が、私の中で確信に変わっていた。これは、そもそも無害な化学物質を変化させるのに、光エネルギーという物理エネルギーで化学変化を起こさせ、無毒から毒に変化させられないかという発想に基づいている。したがって、さらに薬剤に様々な化学的な工夫を施して光を照射し、そこで起こるさまざまな光化学反応によってがん細胞を殺すという方法を検討した中で「近赤外光免疫療法（Near-Infrared-photoimmunotherapy：NIR-PIT）」に行き着いたわけである。

私は当初、このように「近赤外光免疫療法」と名付けたのだが、マスコミや一般の方々が「結局、肝《きも》は光と免疫だろう」と「光免疫療法」と呼ばれるようになってきたので、それを追認する形で、開発者である私もこれを採用させていただくようになっている。

英語でPhotoimmunotherapy（光免疫療法）とつけたいちばん大きな理由は、米国の科学雑誌『Nature Medicine』に論文を送った際、「この名前にしてはどうか」とレフェリーから強く誘導されたことにある。

Photoimmunotherapyは、かつてこの治療とはまったく異なる機序で細胞を殺す光増感剤をつけて抗体に注入したものの、生体内では成功しなかった方法に使われていた名称である。だが、抗体に光を吸収する薬剤をつけるのであれば同じ種類の手法だろうというレフェリーの強い主張もあり、つまらないことで論文を通してもらえないのも嫌であったので迎合した経緯もある。

Photoimmunotherapyの前に「近赤外光：Near-Infrared」とつけたのには理由がある。それまで光免疫療法で使われていた光は可視光を使ったものだった。だが、我々は近赤外光を用いていたので、差別化の意味も込めてこの名称を用いた。名前にも、つけられた理由と変遷があるということだ。

光線力学療法とどう違うか

光免疫療法と光線力学療法（PDT-Photodynamic Therapy）について、がんの研究者でさえ混同されることがあるようなので、ここで記しておきたい。私としては似ても似つかぬまったく異なるものであるという認識なのだが、医師であっても、いや、むしろ医師であるからこそ、光免疫療法について理解の追いつかない人が多いのかもしれない。

光線力学療法は、病巣部分に光増感剤を集積させ、そこに光を照射することにより発生する活性酸素でがんを死滅させる治療法である。ほかの治療に比して低侵襲ではあるが、がんへの光増感剤の集積はよくても正常細胞に比して2倍程度であるので、正常細胞もがん細胞と同じように障害され得る。つまり、正常細胞を傷つけずにがん細胞のみを破壊することは実際には非常に困難となる。

この治療では、内視鏡を通して肺や食道などに光ファイバーなどを挿入し、できるだけがん細胞がありそうなところのみを狙ってレーザー光を照射する方法がよく用いられている。

光線力学療法は、いわゆる可視光を使用するため、子宮頸部初期（及び異形成）がん、早期肺がん、表在型食道がん、表在型胃がんなどが保険適用の対象となる。また、がんが表面に出ているので範囲が分かりやすく、光を照射しやすい部位が対象となる。この治療では熱を発生するほどの強い光を使用するので、正常の細胞への障害を可能な限り抑えるために正確に照射することがポイントとなる。細胞の殺傷には光のエネルギーで作られる活性酸素を使うため、少量の光では光の当たった細胞は生物学的なゆっくりした細胞死を起こし、大量の光では周辺の細胞も含めた非選択的な細胞死を誘発する。副作用には光線過敏症があり、日光で皮膚の細胞に活性酸素障害を起こしてしまうため、治療中から治療後にかけて、約２週間～１ヶ月は日光に当たらずに暗室で過ごすことになる。

学会で、私の発表後に「光線力学療法の進化系といったところですか？」といった質問を受けることが何度かあったが、この治療法との唯一の共通点は「光」を用いてがん細胞を殺すことだけである。光免疫療法の「がんを殺傷するメカニズム」はまったく異なり、光線力学療法のように活性酸素の生成による非特異的な細胞障害ではなく、光化学反応によって起こされる、がん細胞にくっついた抗体分子自体の形態変化によって抗体が結合した細胞のみに細胞障害を起こす。

　また、この光化学反応は抗体が細胞にくっついているときに起こりやすくなることも分かってきているので、こちらは適当に広い範囲に光を照射したとしても、抗体の結合を介して極めて「選択的」にがん細胞を選んで破壊することができる。その上、光のエネルギーで抗体の直接ついた細胞膜のみを障害してその細胞だけを破壊して死に至らすので、がんのそばにいるがん細胞と闘う免疫細胞を含めて、正常の細胞にはほとんど傷がつくことはない。したがって、このように選択的かつ特徴的に細胞を壊すことができるので、壊れたがん細胞の特徴を近傍の健常な免疫細胞に認識させることができる。これによって合理的にがんに対する免疫ができるという仕組みである。これは、非選択的に細胞を殺す光線力学療法では理論的にできない。

　このような理由で、光を使うこと以外、両者はまったく異なるアプローチの治療方法であると捉えていただいたほうがいい。また免疫反応についてだが、光免疫療法の肝は、免疫反応が起こることで合理的にがんに対する免疫を作り、それを効率よく高めることによって転移先のがんも治療できる可能性が高くなる点にある。また、同じがんを二度と再発させない点も特徴だ。

ただし、光線力学療法では、まったく免疫反応が起こらないわけでもないと報告されている。放射線に関しても、免疫細胞を殺しているのにもかかわらず、免疫反応は稀に起こるという報告もある。ともに光免疫療法のように細胞を物理的に破壊して殺す手法ではないので、たまたま意図した死に方ではなく、壊れたがん細胞から漏れ出た抗原が、直接治療のダメージを受けなかった少し離れたリンパ節に流れていってトラップされて認識され、たまたま起こったのかもしれない。合理的には起こりえないので、たまたま壊れたがん細胞から出た抗原をうまく認識できた場合には、免疫が起こることもときにはあるのだろう。[*1]

免疫治療の歴史

免疫療法には、実にさまざまなものがある。遡ると、これまでさまざまな免疫療法が玉石混交に開発されてきた。しかし私が研究を始めた１９８０年代には、がんが免疫で治ると本気で考えている研究者はほとんどいなかったと思う。当時は免疫の機構もさほど解明されていなかったこともあり、がんに対してではなく、一般的な免疫力を上げるような丸山ワクチンやピシバニールなどという免疫賦活剤が、がん治療の現場では散発的に患者の希望や治験として使われているのみであった。

そして私の所属するＮＩＨはその昔から、外科医であるスティーブン・ローゼンバーグ先生、血液内科医であるトム・ワルドマン先生やアイラ・パスタン先生らによって、リンパ球を活性化させることができれば、がんと闘う力が増強できるという免疫療法の研究が長きにわたって行われてきた。

２００１年から２００４年まで私の上司でもあったワルドマン先生は、１９６０年からＮＩＨのメタボリズム部門（現リンパ系悪性腫瘍部門）のチーフとして、最初のサイトカイン（細胞から分泌される低分子のたんぱく質で、生理活性物質の総称。「生理活性たんぱく質」とも呼ばれ、細胞間相互作用に関与し周囲の細胞に影響を与える）であるＩＬ－２のＴ細胞を活性化する機能を発見し、分子機構を使って免疫を活性化する方法に道を開いた。最初の科学的に合理的ながんの免疫療法は、このＩＬ－２を用いたがんと闘うＴ細胞の活性化によって始まった。

ローゼンバーグ先生は１９７４年にＮＩＨに着任し、当時から１００人の部下を擁していた。また、当時から免疫に基づくがん治療の研究に専念できる研究所を与えられ、１９８５年に「活性化リンパ球療法」を世界で最初に報告している。その後も、がん抗原に対するワクチン療法や、それに対するＴ細胞を増強して患者さんに戻す方法、さらにそれにＩＬ－２などのサイトカインで免疫を強化する方法などを併用して、多くの臨床治験を行った。中には、完治する進行がんの症例も散見されている。彼の恵まれていたことは、アメリカ議会及び支援者やその企業からほぼ無制限に資金を提供されていたこともあっただろう。

　さらに、ＮＩＨでは免疫だけでは完全に治すことは難しいとの思いから、ワルドマン先生が１９８０年代からパスタン先生との共同研究を行っている。そこでは、抗体分子に遺伝子工学で緑膿菌の毒素を結合させたイムノトキシンという形の遺伝子工学を使ったたんぱく薬剤分子を使い、がん細胞のみを攻撃する薬剤の開発や、放射性同位元素をつけてがん細胞のみに強い放射線を当てる抗体薬剤の開発を行った。

　ＮＩＨでは、これらの薬剤を用いた治験が世界で最も多く行われてきた。ここには、ワルドマン先生のところで学んだ内山卓先生（元京大病院病院長）や、パスタン先生のところで学んだ中西重忠先生（元京都大学医学部長）のほか、多くの日本人研究者も関与してきた。

　また、最近は高額であることで有名になっている、遺伝子工学的に作成したキメラレセプター（キメラ抗原受容体発現Ｔ細胞〈Chimeric Antigen Receptor T cell〉）をリンパ球に導入し、がんに高発現している分子をターゲットにして反応するリンパ球を足す「ＣＡＲ・Ｔ療法」

がある。これは、２０１７年８月にＦＤＡ（アメリカ食品医薬品局）の承認を得て登場した発明で、限られたがん（Ｂ細胞性白血病など）には一定の効果があると私も考えているが、強力な治療であり、Ｂ細胞性白血病の場合でも正常のＢ細胞まですべて殺しきってしまうような方法なので、正常の細胞への影響を副作用がない程度に抑えられるかが課題だろう。

ＣＡＲ・Ｔ療法は、まず、がん患者からＴ細胞を取り出して、その細胞に試験管内で腫瘍に特異的な抗原を認識させるようなＴ細胞受容体を遺伝子導入する、遺伝子治療の一種でもある。次に、この標的抗原を強力に発現している細胞を攻撃するように人工的に改変する。そして、この中から最もよい特定のＴ細胞を育てて増やし、患者さんの体に戻してがんを攻撃させるという手法である。フランケンシュタインの手のようにＴ細胞受容体をつなぎ換えて作ることから、いわば人為的につなぎ合わせたキメラ受容体を持つ人工の免疫細胞といったもので、そのためにキメラ抗原受容体発現Ｔ細胞（Chimeric Antigen Receptor T cell）と呼ばれ、略してＣＡＲ・Ｔと呼ばれている。

「免疫チェックポイント阻害剤」の登場と「制御性T細胞」の発見

　これらの免疫療法は科学的に理にかなった方法であり、少数の患者には有効であることが証明されてきてはいたが、実際のがんの臨床に広く使われるものにはなってこなかった。

　初めてがんの臨床で商用化されて広く使われるようになったのは、「免疫チェックポイント阻害剤」を用いた免疫療法である。ジェームス・アリソン（１９４８－）先生と本庶佑《ほんじょたすく》（１９４２－）先生が２０１８年にノーベル生理学・医学賞を受賞してから、一般にも「有効なのではないか」とにわかに注目されるようになってきた。ヤーボイやオプジーボ、キイトルーダと呼ばれる抗体薬剤は、免疫細胞ががんとインタラクションすることで免疫のブレーキをかけている鍵を外す、という作用を持つ。これが「免疫チェックポイント阻害剤」だ。

　この免疫チェックポイント阻害剤が登場し、患者さんに投与できることによって、全身にがんが転移した場合でも生還例が少数ながら報告されるようになってきている。

　「免疫チェックポイント阻害剤」と同様にリンパ球にかかっている抑制を外して活性化する方法では、大阪大学の坂口志文《しもん》先生が発見された制御性T細胞（以下Treg細胞）をターゲットにした方法がある。[*2]

坂口先生は、免疫による攻撃が自己や自己以外にも加えられる可能性があり、それを調整する細胞＝Treg細胞が存在することを世界で初めて発見したのである。がんが免疫から逃れて増殖することにもTreg細胞は強く関与することが分かってきており、Treg細胞を適切に取り除くことができれば、がんに対する免疫を活性化することが合理的に可能となる。

もちろん、免疫チェックポイント阻害剤もTreg細胞除去も全身で行うと、本来の機能である自己に対する攻撃の抑制も阻害されて、自己に対する攻撃が活性化される可能性があり、自己免疫疾患的な副作用が起こることが報告されている。

ここまでに述べた免疫療法はすべて、あの手この手で免疫を増強させるけれど、がん細胞自体には一切触らない（減らすことも死滅させることもしない）、直接作用しない手法である。

「免疫」という言葉に惑わされるな

話は少しそれるが、一般の方々は、「免疫治療」という言葉のあいまいさに気をつけていただきたい。この名称が業者や企業に利用され、高額ながん商法に利用されてきた歴史がある。保険適用されている治療はごくわずかで、認可されていないものは自由診療になる。さらには「免疫力」アップをうたうサプリメントもあるので惑わされないようにしなければならない。

これらの免疫療法は、基本、がんに対する免疫はあるが、それが十分に働いていないなどの条件の合う患者には効果があるのだろうけれど、適切な免疫細胞がいて、それががんばってくれなければ、免疫治療自体ではがん細胞を減らす、もしくは死滅させることを目指すという本来の目的を果たせない。それゆえに免疫療法は、従来の三大治療とはがんに対するアプローチが異なる。例えば昨今の臨床腫瘍学会では、従来の三大治療に、独立して免疫療法の項目を設けているという扱いである。

やはり、がんという病に対するアプローチとしては、免疫を上げながら、同時にがん細胞を壊して（減らして）いかなければならない、これが理想であると私は考える。

ＩＲ７００という薬剤

では、ほかの細胞を傷つけず、また免疫力を落とすことなくがんを死滅させるには何が必要だろうか。そのためには、まず、できるだけがん細胞を選択的に選ぶことが必要になる。そして、選んだ細胞のみを壊す仕組みを作ることが重要となる。

体の中で選択的にがん細胞を選ぶ武器は「抗体」がベストである。そこで次に重要になるのが、抗体がくっついたがん細胞を壊す仕組みである。体に毒になるものを抗体に運ばせてしまうと、がん以外のどこかで毒性が発揮されて必ず副作用を起こす。なので、抗体で運んだ基本的に毒性のない細胞破壊用の仕組みを、何かしらのエネルギーで起動させなければならない。物理エネルギーである光が一番利用しやすいものではあるが、紫外線より短い光（X線など）は細胞にとって常に害になる。紫外線より長い光はやけどするほど強くなければ細胞にとっては無害であるが、目に見える光（可視光）は青や緑はコラーゲンに、黄色や赤は血液の赤い色であるヘモグロビンに吸収されて数ミリ以下しか体の中を通らない。

光化学反応を起こしやすいためには光のエネルギーが高いこと（波長が短いこと）が条件になってくるので、無害な光を使う中では一番エネルギーが高く（波長が短く）、体の奥まで透過する短い波長の近赤外光（専門的には、暗赤色光、あるいはI領域の近赤外光）がこの用途には最適の光となる。ここまでは「生体内での治療」という制約で物理・化学的に決まってしまう。

必要なのは、この光を利用して細胞を破壊できる化学物質を探すことだ。そこで私は、近赤外光を吸収する数十の化学物質を、それぞれ約４００程度のさまざまな方法で、ＥＧＦＲとＨＥＲ２に対する２種類の「抗体」に結合させた抗体化合物を作成した。各々の化合物を、それぞれの抗体がくっつく抗原を発現している細胞にかけて近赤外光を照射し、どの物質が最も効率よく細胞を殺傷できるかを確認するスクリーニングした。

その中で、最も効率よく目的の細胞を殺すことができたのが、「ＩＲ７００」という薬剤だった。ＩＲ７００を抗体と結合させ、がん細胞を破壊しながら、「自衛システム」を起動してがんを封じ込める手法である。細胞にくっついて、光を当てて初めて光化学反応が起こり、細胞の膜を傷つける。ただくっついただけでは何も起こらない。光が当たっただけでも何も起こらない。両方同時に起こった瞬間だけがん細胞は破裂して死滅していく――。

こうして私が試行錯誤の末にたどり着いたのが、がん細胞を狙い撃ちにする「近赤外光免疫療法」である。

免疫はいかにして活性化するのか。光を当てて一斉にがん細胞が破壊されてしまうと、がん細胞の中からがんに特異的な種々のがん抗原が大量にパーッと周囲にばら撒《ま》かれる。そうすると、がん細胞の近くにいるまったく健康な自身の免疫細胞は異物が侵入してきたと認識して、免疫細胞がそれら（抗原）を取り込んでがんに特異的な抗原と認識できるものに対する攻撃指令を出す。その命令に応じて、その抗原を持っている細胞を攻撃するリンパ球が増殖し、がん細胞を選択的に攻撃する。

そうしたプロセスの中で、がん細胞が破壊されるのと同時に免疫細胞がより活性化され、わずかに生き残ったがん細胞や、余力があれば転移先のがん細胞をも攻撃するということが分かっていただけると思う。

がんが免疫を逃れる仕組み

その後、研究開発は進み、紆余曲折を経て、ＮＩＨの我々のラボで25年越しの研究が結実しようとしている。では、具体的にどのような治療なのか。

あらためて、がんとは何かを考えてみよう。がん（悪性腫瘍）とは、それまで存在していなかった場所にさまざまな要因を引き金にして、突如、悪性の新生物が発生し、それが正常な細胞を蝕み、異なる場所に転移するなどして増殖を繰り返し、放っておくと人の生命を縮めていくという病である。

しかし本来、人間の体には免疫という「自衛システム」が働き、異物を発見すると体内をパトロールしている免疫細胞が現場に急行し、撃退してくれるはずなのである。したがって、ほとんどの人はがん細胞ができたとしても、このシステムが作動し異物として撃退されているから、がんという病気にはならない。しかしながらそれが時として、がんはがん細胞の周りの免疫システムにブレーキをかけるTreg細胞という共犯者を従えたり免疫チェックポイントという仕組みを利用したりして、免疫から逃れることがある。

体内をパトロールしている免疫細胞はこのような方法で騙《だま》され、異物であるがん細胞の存在を見逃してしまう。このため、がん細胞が免疫の防御を破って大きく育って腫瘍となり広がっていくので、治すことが困難となってしまうのである。

究極のピンポイント治療

これに対して光免疫療法は、二重の仕組みでがん細胞を制圧する治療法である。

まずは、がん細胞だけに特異的に結合する抗体を使用し、この抗体に近赤外線によって化学反応を起こす物質ＩＲ７００を搭載し、静脈注射で体内に注入する。

この抗体は、がん細胞膜表面に現れるたんぱく質の抗原にピタリとくっつくので、そこを目印に近赤外光を照射すると、組み込まれたＩＲ７００が反応し、それまで水溶性だった性質が一変し、水に対して不溶性の物質へと変化する。結合した抗原と抗体は不溶性となったＩＲ７００を覆おうとするため、抗原が引っ張られて細胞膜に小さな傷がつく。細胞膜の表面には、細胞によってばらつきがあるものの、１万個程度の傷がつけばがん細胞が破壊されるということが分かっている（もしＩＲ７００つき抗体が細胞膜の１ヶ所に集中してくっつけば、もっと少ない数でもがん細胞を破壊することもできる）。

ともかく、この化学反応があちこちで起こる。そして、この傷によって細胞膜が外からの水の流入に耐えられなくなり、流入した水でがん細胞の体積は急激に膨張する。すると膨れ上がった風船がパチンパチンと割れるように細胞膜が大きく裂けて、抗体のついたがん細胞のみがバタバタと破壊されるという仕組みである。

この細胞膜の壊れ方は、光による化学反応と、細胞膜に傷をつける物理学的な反応が同時に起こる「物理化学的」な破壊方法である。生物学的な細胞死は、どれほど早くても数時間から２日程度かかるが、このような物理化学的な細胞破裂は機械的なものであるので、その仕組み自体は数百分の１秒程度で起動され、早ければ１分以内に細胞を破壊することができる。

前臨床実験では、光免疫療法(NIR-PIT)は局所治療で全身転移も治癒し、再発もしないところまで進化

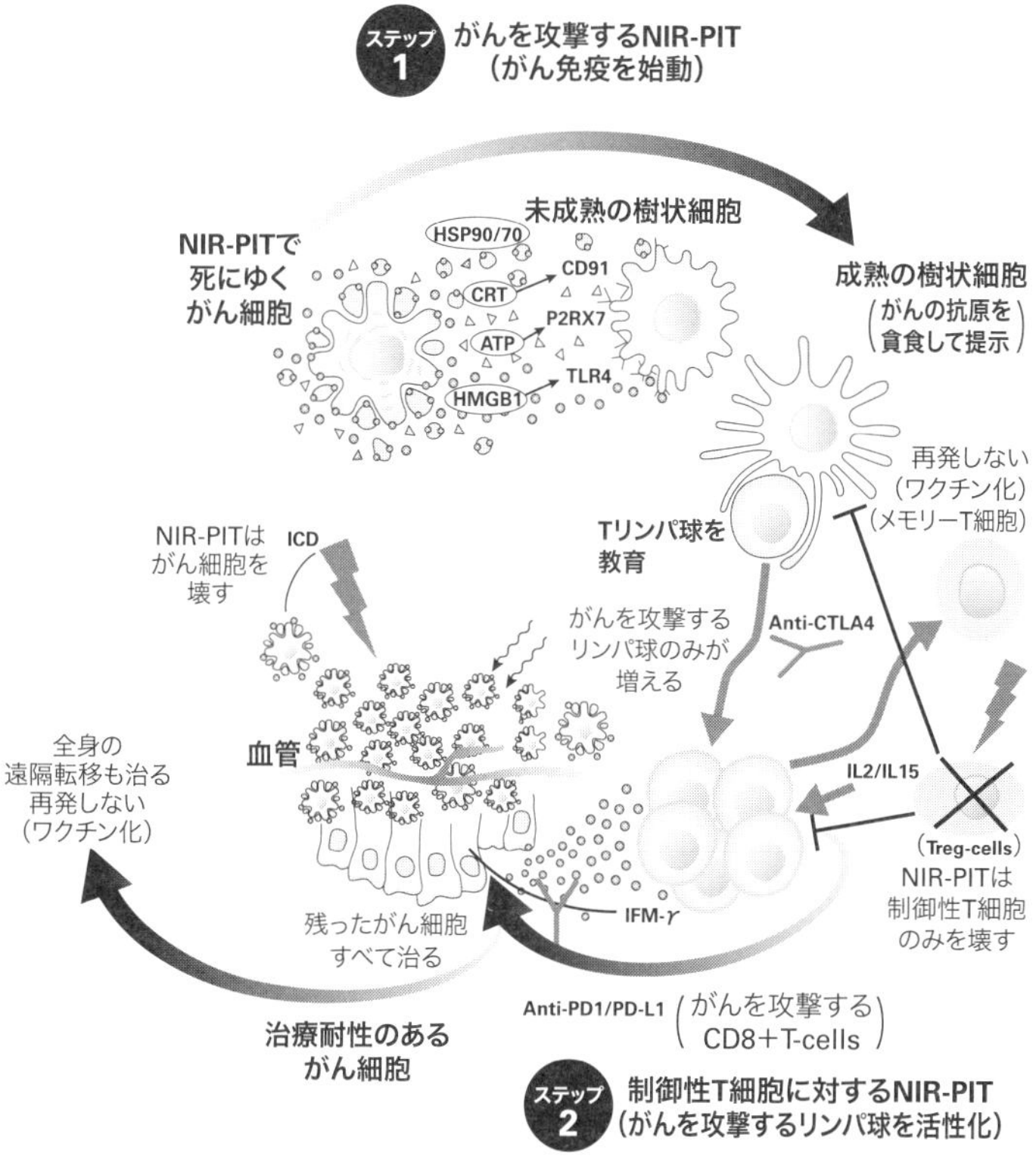

図1　光免疫療法(NIR-PIT)が、がんを治療して再発や転移をなくすステップ

そして、ここでいう抗体とは、直接にがんを死滅させる役目を持つわけではなく、いわば爆弾の「運び屋的」役割を担うものである。

光を当てる範囲内では、がん以外の正常細胞には抗体はごく少数しかくっつかないので、近赤外光が当たってもがん細胞以外の周辺細胞にも、もちろん光を照射しない体のほかのどの部分にも害を及ぼすことはない。抗体が結合しているところに近赤外光が当たってスイッチがオンになったがん細胞だけをピンポイントで狙い撃ちにして破壊する、というこれまでにない細胞レベルでの「高い選択性」を持つ。同時に、光を当てる範囲や光量を変化させることによって効果を起こす場所や程度を高精度にコントロールできる究極のピンポイント爆撃法なのである。

光免疫療法では、細胞を包んでいる膜を化学物質の反応を使って破り、細胞を殺す。細胞膜が破れれば、どのような細胞でも絶対に生きていくことができない。細胞が細胞として存在しうるのは、膜が外界から細胞内部の機構を守っているからである。光免疫療法では、生物種によって異なることなく核を持たないバクテリアでも細胞膜を壊して殺すこともできる。

ちなみに、この治療で使っている近赤外光は、テレビのリモコンや果物の糖度測定などに使用される、なじみのあるポピュラーな光である。人体に深く浸透するが、体に害を及ぼさないことはすでに広く認められている。

圧倒的な選択的効果で腫瘍を壊す

　この治療法の効果は、既存のがん治療と比べるとかなり異なるものである。一言で片付けてしまうと、その差は「選択的」であるということと、もう一つは「免疫誘導」だが、後者については後述する。

　この治療を行うと、近赤外光を照射している間に、抗体ＩＲ７００の付着している脂質二重膜に非常に急速に障害が進んで細胞形態が変化し、主として細胞質の内容物が漏出して数分内に免疫原生細胞死（癌細胞死）が起こる。したがって抗体ＩＲ７００の結合した細胞のみを殺傷することができるのである。

　実際に抗原を発現させた細胞と発現させない細胞との共培養系を用いて、抗原を発現している細胞が完全に死に絶える条件で光免疫療法を行っても、隣接する抗原を発現していない細胞はまったく障害を受けない。

　生体内に腫瘍を移植したマウスの実験においても、抗体ＩＲ７００結合体の集積した腫瘍

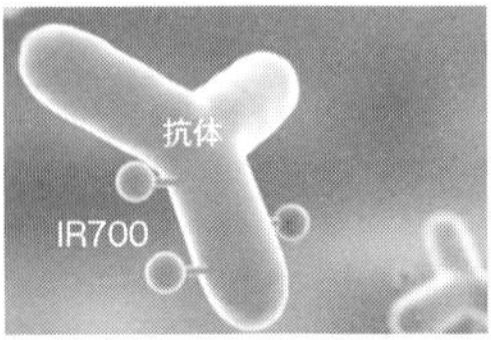

① 抗体にIR700をつける

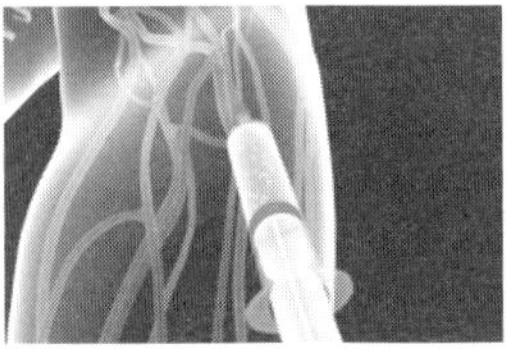
② それを患者に静脈注射する（実際は点滴）

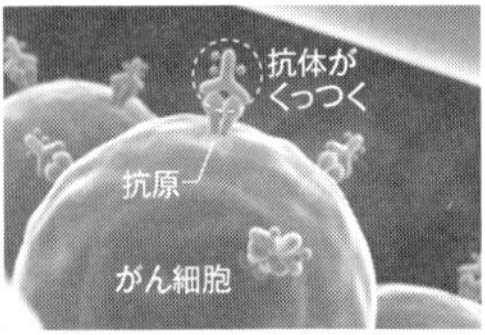

③ 血管を通って、抗体ががんの抗原にくっつく

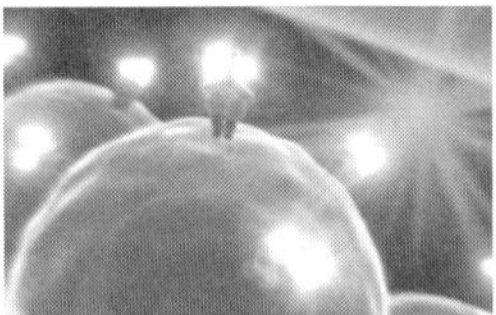
④ 近赤外光を当てる（1ヶ所につき6〜7分ずつ）

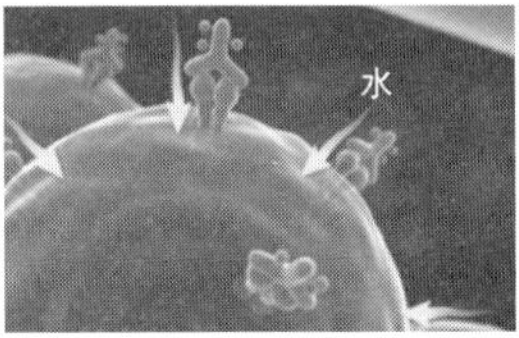

⑤ IR700が化学反応で不溶性となり、抗体が丸まり、細胞膜についた傷から細胞外の水が細胞内に入り込む

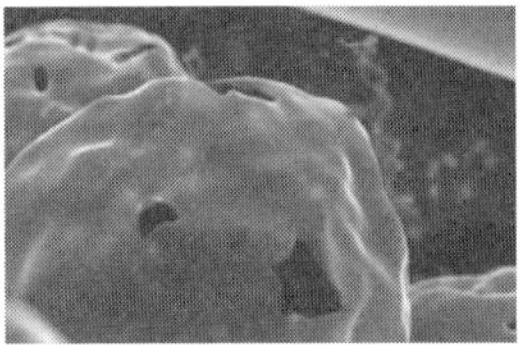
⑥ がん細胞が膨れて破裂する（内部の物質がばらまかれる）

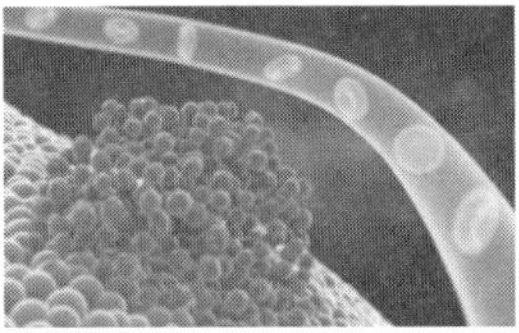
⑦ がん細胞が死んでいき、最後はがんがなくなる

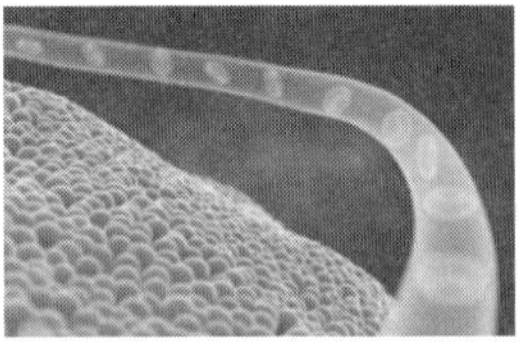
⑧ 周囲の正常細胞（血管を含む）は健在のまま

出所）NIHの動画をもとに作成

図2　IR700を使った光免疫療法のイメージ

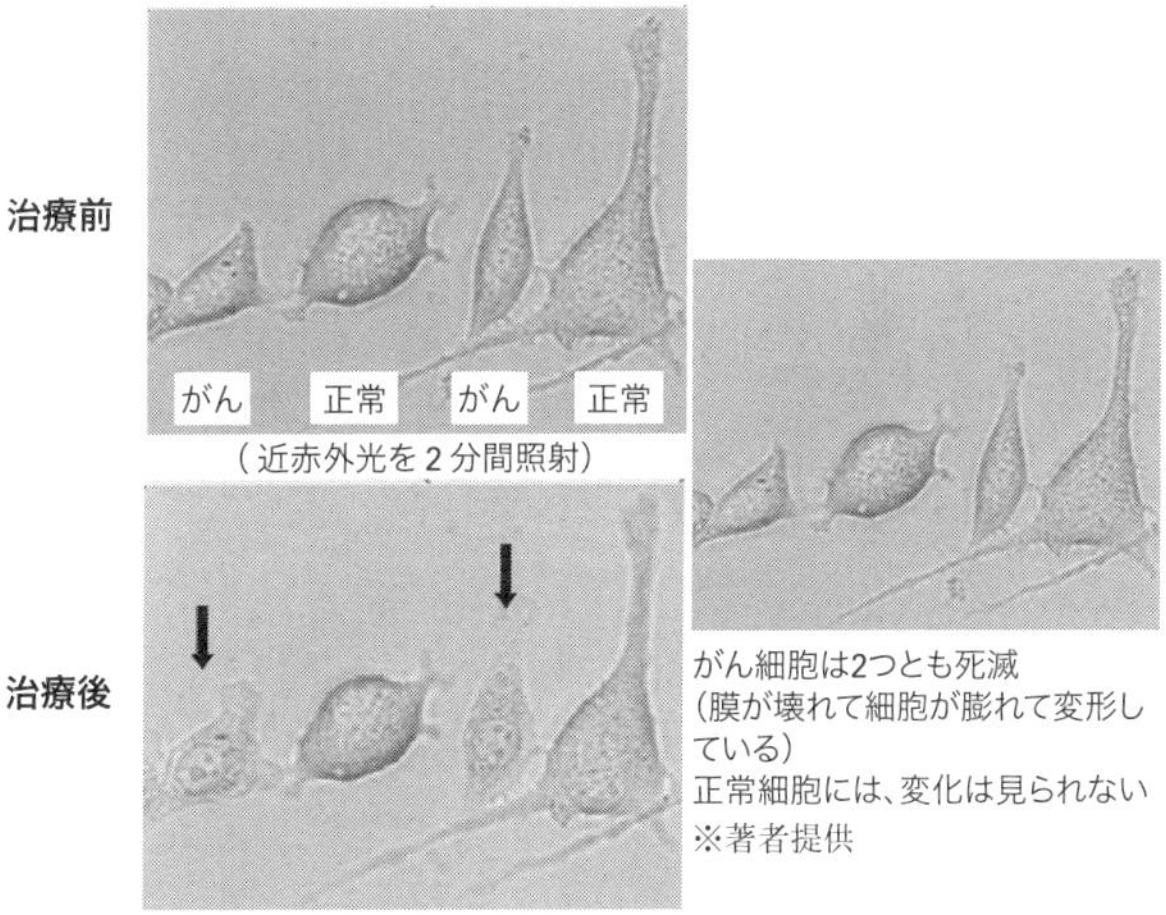

出所）NIHの動画をもとに作成

図3　「がん・非がん」近赤外光照射実験の結果

に近赤外光を十分に照射した場合、腫瘍細胞は照射終了直後にはすでに糖代謝などの生存反応を失い、2〜3日後には組織学的にも腫瘍細胞がほぼ完全に消失することが確認されている。また、治療直後から腫瘍には急速に一過性の浮腫を伴う急性の炎症を示し、急速に肉芽組織が形成され、亜急性期には腫瘍部の再生が進んで治療創は比較的きれいに治癒することが多い。

　これも、通常の放射線照射や切除術などよりもはるかに組織が収縮して、ひきつれる固い瘢痕を残さないという点で元の組織の機能温存を期待できるわけである。

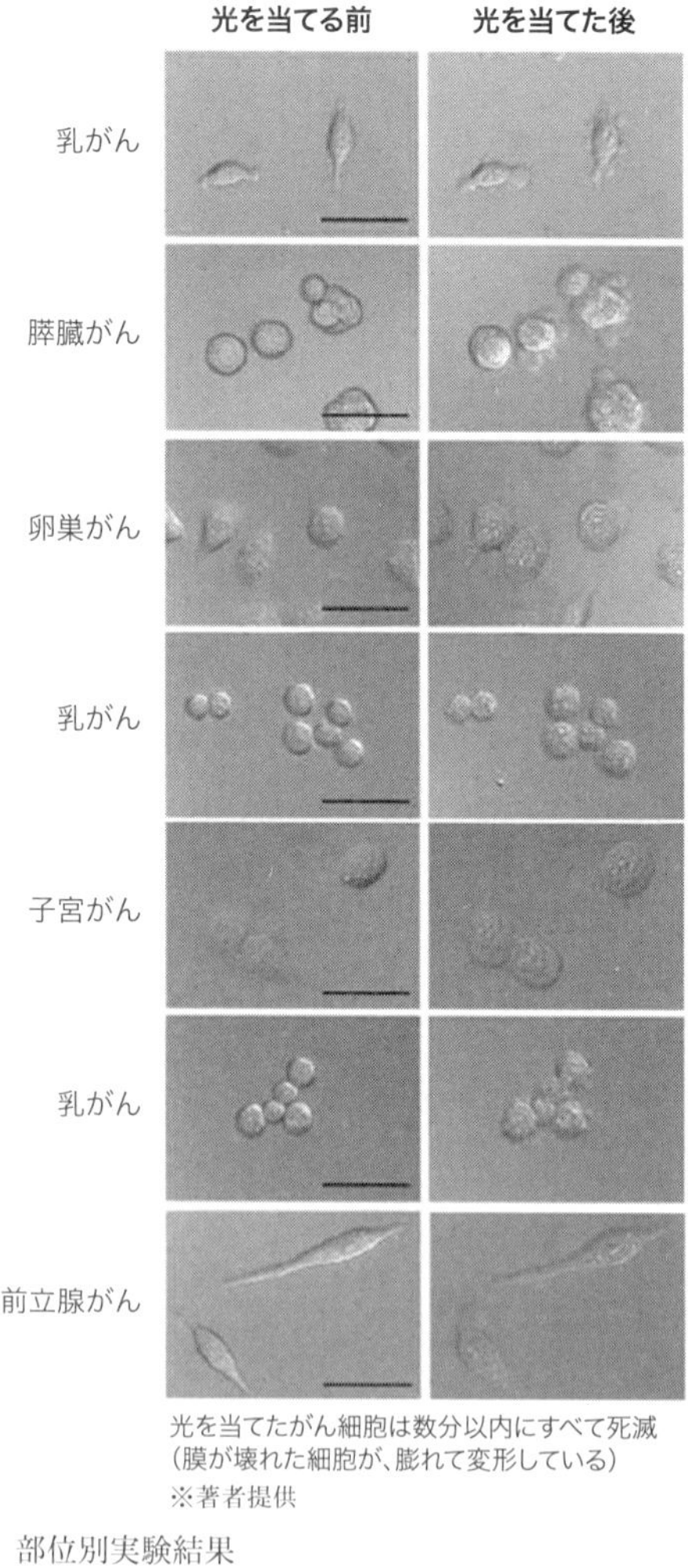

光を当てたがん細胞は数分以内にすべて死滅
（膜が壊れた細胞が、膨れて変形している）
※著者提供

図4　部位別実験結果

転移再発がんに対する二つのアプローチ

最初からがんを１００％殺せなくても構わない

この革新的ながんの研究・治療薬の承認を目指して、２０１５年の４月から米国で治験が進められているが、これまで開発されてきた中では最も人体に負担の少ない方法の一つではないかと自負している。正常細胞を傷つけずにがん細胞を破壊する治療というのは理想であることは議論の余地はないが、局所のがんを治療することによって（免疫効果により）転移がんを抑え込む効果もある程度は期待できる、という両睨みの治療法は従来の治療法にはなかった。

この免疫効果については懐疑的な反論を述べる医療関係者もいたが、私はその科学的な論証を２０１８年に米国癌学会の雑誌（Cancer Immunology Research）に公開されている論文で発表している（「Host immunity following near-infrared photoimmunotherapy is enhanced with PD-1 checkpoint blockade to eradicate established antigenic tumors」）。

この、がん細胞を死滅させるだけではなく、さらなる効果として転移がんや再発をも抑え込むことができるメカニズムは次の二つの通りだ。

がんを殺す治療としては、放射線照射（放射線治療）や薬物投与（化学療法）があるが、前述のように、この治療法には限界があり、ある一定の量以上を患者に投与することはできない。したがって、治療を施しても生き延びてしまうがん細胞に対しては、免疫が弱ってしまうために体の防御が弱まってしまうという特徴がある。

それに対して光免疫療法は、がん細胞に光を当てることで、通常、６～９割のがんを破壊して死滅させることができる。このとき細胞崩壊によって免疫を起動するスイッチになる細胞死のシグナルに加えて、いろいろな種類のがんの抗原（壊れたたんぱく質）が一斉に放出される。そうすると、正常な細胞はまったく治療の影響を受けないので、細胞死のシグナルはすぐ近くにいる健康な未成熟な樹状細胞（免疫細胞）の成熟を促進し、成熟した樹状細胞はこのがん細胞から放出されるフレッシュな抗原を食べて抗原情報を選択し、有効ながん抗原の情報をリンパ球（ナイーブT細胞）に伝える。

この抗原に反応できるリンパ球は活性化して分裂し、免疫細胞としてそれら抗原を発現している生き残ったがん細胞や、余力があればほかの場所に転移しているがん細胞を攻撃しに行けるというメカニズムが働く。これが、局所のがんをすべて死滅させるとともに、転移がんに対する免疫を活性化する主要な仕組みである。それゆえ、最初からがんを１００％殺せなくても構わないのである。

さらに、この光免疫療法は薬剤の集積毒性を気にする必要がないので、「〇〇回行ったらもうできない」という限界がない。もし一回の治療で免疫ができず、がんが治りきらなかった場合にも、再発してきたがんに対して再度この治療を行うことができる。ワクチンと同様、免疫は繰り返すことによって強化されてよりよくがんを認識できるようになるため、理論的に二回目以降の治療でより強い免疫を獲得できる可能性は大きくなる。

そもそも、少なくとも体の中には数億個のがん細胞が存在するのであって、光を当てる治療だけでがん細胞を１００％完全に消失させるというのはあまり現実的ではない。どのような治療を施してもがん細胞は逃げ切ってしまい、何年かしてまた萌芽してしまう。しかし、光免疫療法できっちり免疫がついていると、二度と同じがんを発症することはないのである。

「がんの共犯者」を叩く治療法

もう一つは、がん細胞を直接壊すのではなく、がん細胞を（いわば）かくまっている「がんの共犯者である」Treg 細胞などの免疫抑制細胞を叩く治療法である。
例えば Treg 細胞にのみ結合する抗体を使って、この抗体にＩＲ７００を乗せて体内に取り込めば、腫瘍の中にいて、がん細胞を守っているTreg細胞に結合した抗体に近赤外光を照射するとTreg細胞は破壊され、がん細胞は防御を失い丸裸になる。すると、患者本人の本来持つ免疫システムががん細胞に対して作動し始める。がん細胞の近くにいる攻撃型の免疫細胞は邪魔者がいなくなるので、ただちに「オフ」から「オン」に切り替わり、数十分のうちに活性化して近赤外光を照射した腫瘍内のがん細胞を攻撃し始める。

局所のがん細胞を殺しきると、余力のある免疫細胞は血流に乗って全身を巡り巡って、同じ抗原を持つ転移したがん細胞を攻撃して殺すという仕組みである。ちなみに、腫瘍内にいる免疫細胞はかなりの細胞がすでにがん細胞を攻撃するよう教育されており非常に選択的であることから、自己免疫疾患のような副作用はほぼ起きることはない。

Treg細胞を壊す処置を行うと、さらに遠くの腫瘍にも効果があることはマウス実験で確認されている。実際、二つ腫瘍を植え、そのうち一つの腫瘍内のTreg細胞をターゲットに壊していくと、処置を行った腫瘍は１日から２日できれいに消えてしまうが、処置を行わなかった腫瘍も２～３日で消えてしまうという成果が得られている。同じ腫瘍を四つ植えても、一つの腫瘍を治療すると残りの腫瘍もすべて消える。念のためにTreg細胞ターゲットの抗体に薬剤を搭載し、静脈注射して全身に届けた後、近赤外光を照射して壊していく（光免疫

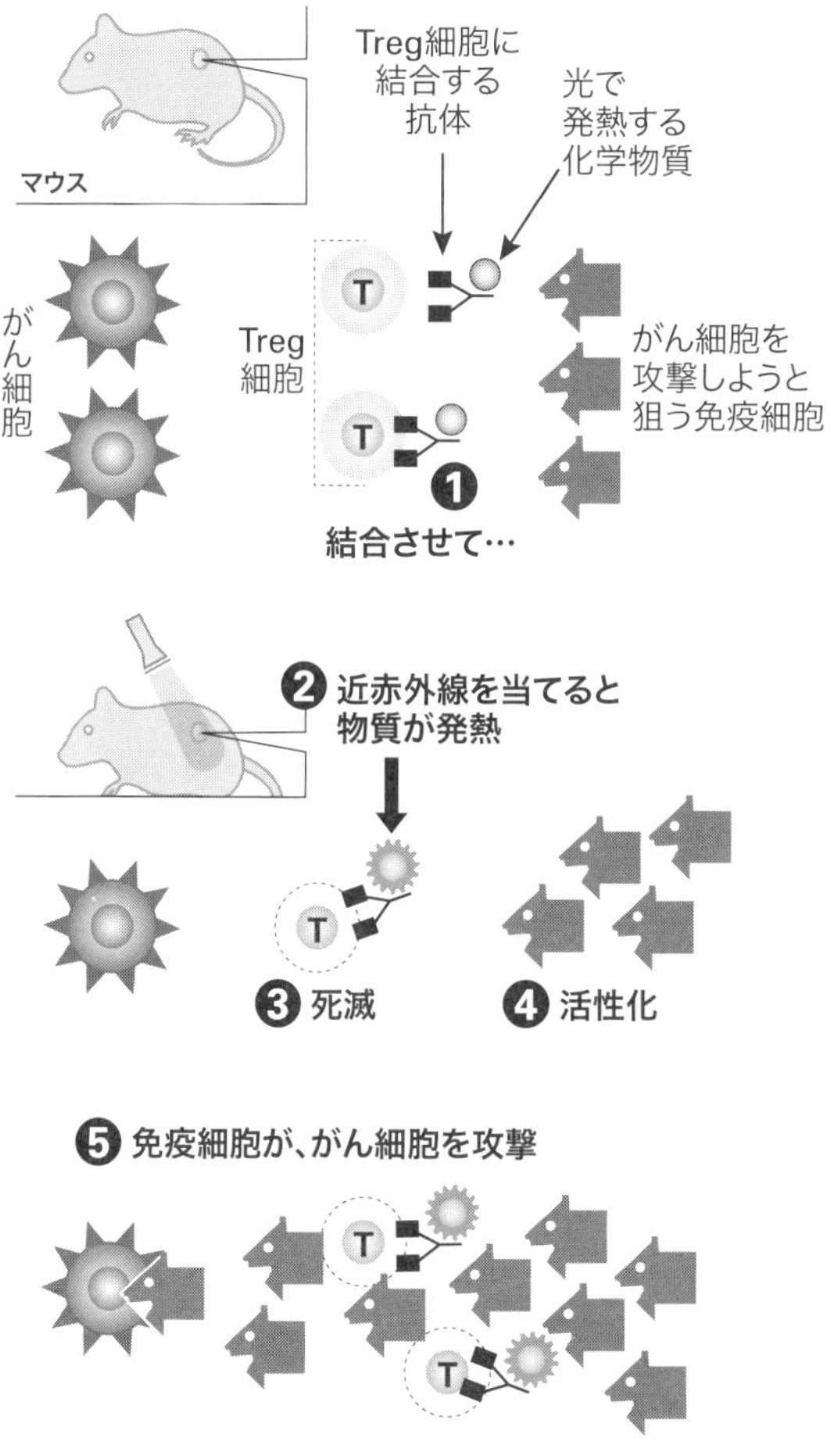

図５　制御性T細胞（Treg細胞）を叩く方法

療法を施している）ときには、もう一方に植えた腫瘍部分には決して光が当たらないよう、しっかりアルミホイルでカバーしている。ところが、もう一方に植えてカバーした腫瘍も消えているのである。

しかし、異なる腫瘍を別々に植えると、これは効果がない。ということは、やはり同じ腫瘍が転移している場合にのみ一方の腫瘍を落とす（壊す）ことで遠くも叩くことができるということの証明になる。

この二つの方法のうち、腫瘍を壊す方法とTreg細胞を破壊する方法とでは、このTreg細胞を破壊する方法のほうが転移がんへの効果が大きいことが明らかになっている。最終的には、腫瘍を壊す方法とTreg細胞を破壊する二つの方法を、患者さんのがんの病態と、進行状況に応じて選択、あるいは組み合わせて治療を行いたいと考えている。

メモリーT細胞のワクチン効果

また、この治療法のもう一つの肝は、感染症におけるワクチン接種と同様のメモリーを作る効果があることだろう。では、治療のどんなメカニズムがメモリーを作り出すのか。

①抗体が結合したがん細胞に近赤外光を照射すると、がん細胞は破裂して死滅する。そのため、いろいろながん細胞にある抗原が周辺に放出される。このとき、近傍にいる樹状細胞などの免疫細胞が、放出された抗原を取り込んで免疫が活性化する＝「がんに対するよりよい免疫を作り直す」。

②Treg細胞を落とす（壊す）、あるいは「チェックポイント阻害剤」で、新たにできた免疫を押すと、「若いフレッシュなリンパ球のブレーキを外してアクセル全開で走らせるような状態」となる。そうすると、そこにあるがんを根絶した後にもリンパ球側にも余力ができて、がん細胞を攻撃するリンパ球とは別に、メモリーＴ細胞というがん細胞の抗原を記憶するリンパ球が作られる。これが体内で生存し続けることで、がんが再発しようとすると、体のどこに再発しようともそれを素早く発見・分裂して攻撃型のＴ細胞となり、そのＴ細胞は最初に治療した場所のみならず、ほかの場所に再発したがん細胞をも攻撃してくれる。

これはワクチンと同様のメカニズムだが、光免疫療法で治療を行ってがん細胞に対する免疫を獲得できると、狙ったがん細胞の破壊に加えて、同じ種類のがんを二度と発症しないように予防できるのである。

患者さんの場合には再発さえしなければそれでよいのであるが、動物実験では、実際にこのメモリー細胞が機能するかどうか実証している。このような治療をすると、半分から９割のマウスでがんを完治させることができる。

一旦完治したマウスに、再度５００万個の同じがん細胞を最初の腫瘍とは別の場所に打ち込んでみる検証を行ったことがある。５００万個のがん細胞というのは、普通に腫瘍を作る場合の２・５倍の細胞数なので、治療していないマウスの場合、３週間以内に１００％のマウスが死んでしまう。だが、一旦光免疫療法で完治したマウスは（メモリーがついているので）腫瘍ができることもなく、もちろん一匹も死なない。つまり、一度治ったマウスは完全にこの腫瘍に関してはワクチンを打ったようにメモリー細胞ができて免疫ができているということが証明されている。

患部がきれいに修復される

1回の光の照射はものの5分。光の当て方は大別すると二通りあり、現在治験が進められている頭頸部がんについては、一つはハンドライト型のもので外から照射する方法を採っている。ハンドライトだと深部まで光が照射できない部位があるので、針を刺して光ファイバーを用いて腫瘍内部から光を照射する方法を採用することもある。ただし今後は、現在治験が進められている頭頸部、食道だけでなく、膵臓をはじめ胃や大腸など、内臓のあらゆる部位に治療が広がることを視野に入れた研究も進められており、体内に内視鏡などを介して光ファイバーを挿入し、そこから光を透過させていく方法が採られることになる。

患部が比較的きれいに修復され、瘢痕を残さないこともこの光免疫療法のメリットであり、特性である。私は放射線科医として消化器がんをはじめ、頭頸部がん、婦人科がん、乳がんといった患者さんに放射線治療をした経験があるが、照射後に瘢痕という硬くひきつれた傷跡が残ることが大きな課題であった。これは例えば食道の狭窄など臓器の正常な機能を障害し、患者さんのＱＯＬを激しく損なう原因となるケースも多い。

一方で、この光免疫療法は組織の再生にとって不可欠である組織幹細胞が健常なまま残存することから、この課題を克服することができる。

何度でも照射できる

放射線が近赤外線に代わることで、どのような有用性があるのか。

そもそも近赤外線は、波長が可視光と赤外線の中間に位置する光である。治療には近赤外線のうち、波長が最も短く（700ナノメートル）エネルギーが高い光を使用し、がんの部位に応じて、体の外からハンドライトで照射することもあれば、針を刺して細い光ファイバーを腫瘍内に入れて内部から照射することもある。また、内視鏡を使用して（針を通して光ファイバーを刺して）行うこともある。

前述した通り、光はエネルギーが高いほど光化学反応を起こしやすい。紫外線より波長の短い光はすべてDNAを障害し体に害になるが、可視光より波長の長い光はや

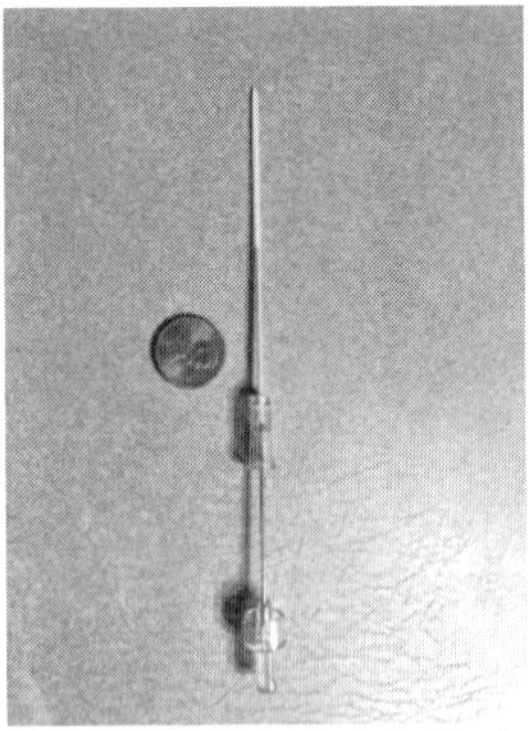

光ファイバーを腫瘍の中に刺《し》入《にゆう》するために用いる穿《せん》刺《し》針《しん》。通常の静脈注射に用いるものと太さは変わらない（1セント硬貨と比較）。

けどするほど強くない限り体に無害であるということは知られている。

治療するためには、光がある程度は体の奥まで届かなければならない。これらの条件をすべて満たすためには、７００ナノメートルの近赤外光は使える光の中では最適な波長で、少々短い波長にずれるとコラーゲンやヘモグロビンに吸収されてしまい体内に通らない光になる。ここしかないというのが、７００～８００ナノメートルくらいなのだ。ということで、光の波長はこれで決め打ちである。

この波長では2センチ程度までが治療できる限界になるので、がんの大きさが3センチを超えるような場合は、がんの塊に細い針付きのチューブを差し込み、針を抜いて代わりに光ファイバーを入れ、（がんの）塊の内側から近赤外線を当てることになる。

皮膚がん、食道がん、膀胱がん、大腸がんのように、体の表面に近いものは表面からの照射でよいが、体の奥深くに発する膵臓がん、肝臓がん、肺がんなど、針を刺すことさえできたら、体の中のどこでもほぼ問題なく光を照射することができる。

ということは、次に探すものは化学物質である。この光に反応して、細胞をも殺せる化学物質の発見は次章に記すことにする。

最大のメリット

そうした低侵襲治療であるがゆえに、まだ実験中ではあるが、将来的には外科手術で取り残したがんにも、この治療法が用いられることを検討中でもある。例えば脳腫瘍について、ドイツのフライブルグ大学、ケルン大学、マインツ大学と共同研究を実施しているが、脳の手術では、術後に人格の変化や麻痺などの機能障害が起こらないよう、正常な脳神経を残存しなければならない。だが、腫瘍が正常の神経細胞間に入り込んでしまうので、正常細胞とがん細胞が混在する部分を完全に切除することができないケースが多い。このような場合にも、がんと非がんの混在に関わりなく、がん細胞に選択性が高く正常の細胞にはダメージの少ないこの治療が、がん細胞のみの破壊・除去に貢献できるだろう。

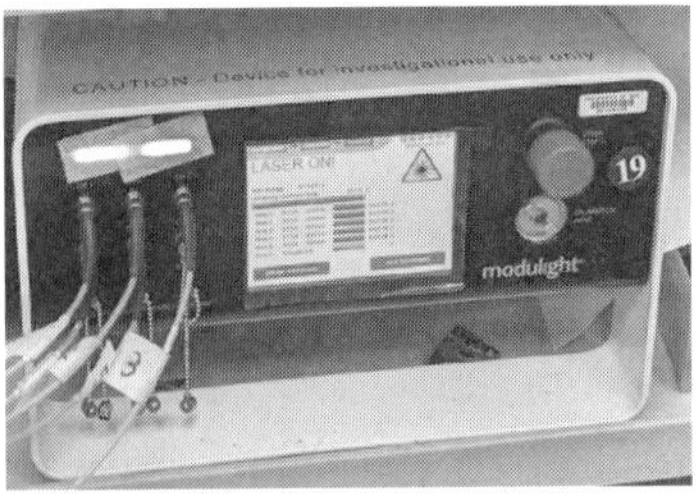

近赤外レーザー光発生装置

近赤外光はレーザー光発生装置で発生させ、機器本体の値段は、オーダーメイドで作ってもらったとしても一台３００万円程度である。通常、数億から百数十億円する放射線やＭＲ、あるいは重粒子、陽子線といった、他の医療機器と比べると格段に安価での製造が可能で、状態のよい患者であれば治療は日帰りの外来治療で済む。しかも、定期的に受けなければならない治療ではなく、手術のように1回か、多くても2回、3回程度のいわば「手技」である（むろん理論的には、何度でも制限なく受けられる。これに対し、放射線は同じ部位には許容限度量を超えて2回以上照射することはできない）。これらのことからも、光免疫療法を受ける患者さんは心身の負担はもちろん、経済的にもかなりダメージが軽く済むであろうことも、この治療の最大メリットになる。

ちなみに免疫は確率論であるから、インフルエンザのワクチンと同様、免疫のつきにくいがん腫で再発を起こす場合でも、複数回治療することで免疫ができて完治する確率を上げることができると考えられる。

＊１　参考サイト
https://cancer.qlife.jp/series/as005/article8352.html

＊２　『がんと免疫　がん免疫療法のメカニズム解明と臨床への展開』（坂口志文・西川博嘉編集、南山堂、２０１５年）を参照

第二章

ＩＲ７００の発見

先入観にとらわれない思考の産物

この治療法のもう一つの主役は、ＩＲ７００という新たな物質である。体に無害な７００〜８００ナノメートルくらいの光を使うことを決定した後は、この光に反応して細胞を殺せる化学物質をひたすら探すことが次なる目標だった。そこでついに見つけたのが、ＩＲ７００という物質だった。その元となる化学物質は「フタロシアニン」という色素である。

フタロシアニンは波長７００ナノメートルの近赤外光のエネルギーを吸収する性質を備え、化学反応で変化したＩＲ７００が、がん細胞の膜にある抗体の結合したたんぱく質を変化させる。光を照射すると、細胞膜の機能を障害することによって１〜２分という短時間でがん細胞をバタバタと破壊させることは前述した通りだが、その実際の様子は、風船が弾けるようにポンポンと破裂していく感じである。

ＩＲ７００の発見は、先入観にとらわれない思考の産物であった。

ＩＲ７００の基本骨格は、東海道新幹線の側面に入っている、あの青いラインに使われている塗料と同じである。このことから想像できるように、この物質はもともと、水や風に強く、また光を受けても壊れにくい性質の塗料なのだ。ＩＲ７００が基本構造のままであれば、まったく水に溶けないため、体内には使えるはずのない物質である。

メカニズム

アメリカの化学薬品会社が我々の研究室にフタロシアニンを持ち込んできたとき、彼らのパテント（特許）には、「細胞に障害を与えず、殺さずに、安全にかつ安定して光らせる物質」と記されていた。だが、前述したように、この物質の基本骨格自体はもともと体内には使えない物質だ。人体はほとんど水でできている。だから、もっと溶けやすくしなければ体内に入れることはできないと考えた。

そこで、（少し専門的になるが）このフタロシアニン骨格の中心にケイ素原子を入れ、そこに軸配位子として四級アミンにつけた六つの硫酸基を結合させた側鎖《そくさ》（鎖式化合物で、主鎖から枝分かれしている炭素鎖）をフタロシアニンのリングの上下に入れて、（常時マイナスの硫酸イオンと常時プラスの四級アミンを上下に二つつけてやることで、これが強い極性を持って）水に溶けやすい性質に改良した。

水に溶けると抗体に結合させることが簡単になる上に、抗体の体の中での挙動にも影響しない。したがって、抗体ががん細胞に届くことの妨げにならない。この物質を抗体にくっつけて、体に打ってがん細胞に届くのを１～２日程度待つ。がん細胞にくっついた抗体上のＩＲ７００に光を当てることによって、水に溶けるためにつけたこの上下の配位子が光化学反応で瞬時に切れるのだ。水に溶けるための「枝」が外れると、フタロシアニンの水に溶けない部分だけが、抗体のくっついた状態で残存する。体の中で、たんぱく質の横に水に溶けないものがそのまま残るわけである。

水にまったく溶けないフタロシアニンは水の中で単独では存在しえないので、抗体と抗体がくっついたがん細胞膜上の抗原の水に溶けにくい部分がフタロシアニンに巻きついて、水と水に溶けないフタロシアニン骨格を分けようとしてくれる。それによって、抗体がついたがん細胞の膜に傷がつくわけである。

人体にはほとんど無害

この工程を可能にしたのがＩＲ７００である。

改良したＩＲ７００は体内でも安定した物質となる。また水に溶けるので、光が当たらなければ体内に入っても1日で尿中に溶けてそのままの形で排出される。したがって、人体にはほとんど無害となる。

また、この光化学反応は、酸素が少ない酸性の環境下で起こりやすい。そのため、低酸素で酸性環境である腫瘍組織内は、この反応が最も効率よく起こる環境が整っている。逆に通常の組織や血中では、この反応は起こりにくくなる。これも安全性が高い理由の一つである。この詳細な光化学反応の機序は、北海道大学薬学部教授の小川美香子と、同理学部で計算化学が専門の武次徹也の教室との共同で数理化学モデルを用いた研究を行った結果、理論的にも正しいことが２０２０年5月に明かされた。

少し専門的になるが、簡単に解説しよう。ＩＲ７００は、近赤外光を受けるとそのエネルギーを吸収して化学反応しやすい高エネルギー状態になる。そこに酸素のように電子を与える分子が少なく、たんぱくの中にもあるアミノ酸のシステインのような電子を与えることができる分子が近くに多くあった場合には、ＩＲ７００は電子を受け取って中間体のアニオンラジカルの状態になる。そこに水分子があると、加水分解反応が起こって配位子がシリコール（アルコールの炭素がケイ素に変わったもの）になって切れ落ちるわけである。細胞膜表面の水側というのは、この化学反応が起こりやすい条件にぴったりはまる環境であるため、抗体ががん細胞の表面にくっついたときにのみ、この反応は非常に効率よく起こすことができる。ここにも、光免疫療法が選択的にがん細胞に効いて他の細胞には影響を出さない一つの理由がある。

冒頭で記したように、ＩＲ７００という物質のコアは、もともと新幹線の塗料に使われる物質であるように（太陽の光を燦々《さんさん》と浴び続け、猛烈な雨風にさらされても変性しない物質であるから）、水に極めて溶けにくいという性質を持つ。その不溶性の物質を、ここまで溶ける形に改良したのは大変な作業であった。また、この枝（配位子）が切れる光化学反応はまったく新しい化学反応である。その上、このような物性の変化が光スイッチとして生物学に、そして医学でがん治療として応用されることもこれまでになかった発想である。現在の我々の光免疫療法にとってＩＲ７００とその光化学反応がここまでキーマン的な働きを示そうとは夢にも予測していなかった。

幸運な出会い

ＩＲ７００の反応原理を解明できたのには、もう一つ幸運な出会いがあった。光免疫療法を確立した論文が『Nature Medicine』にアクセプトされた２０１１年には、実は、このがん細胞の細胞膜上で起こる化学的な現象の詳細はまだ分かっていなかった。

私たちは、当時知られていた光化学の可能性を網羅して考えた末に、細胞を殺している原因は、活性酸素、熱、あるいは瞬時の熱で出る衝撃波あたりではないかと考えて研究を続けていた。これは、ＩＲ７００が光には大変強い物質なので、この程度の強さの光で化学反応を起こして壊れることはないと考えたからである。

多くのほかの研究者や『Nature Medicine』のレフェリーなどは、細胞を殺している原因は活性酸素の影響のみで決まるというような意見が多数だった。しかし、実験データからは、細胞の死因を活性酸素だけに絞るのは難しかった。

例えば、我々の研究チームに所属し、多数の治療実験を行っていた光永眞人は、「ＩＲ７００の蛍光が消えるまで光を当てると、がん細胞がよく壊れます」と確信を持って語っていた。何度繰り返してもこうなると光永は語るのだが、活性酸素などが細胞殺傷の理由では、

ＩＲ７００の蛍光が消えることを説明できない。理論的には、ＩＲ７００の蛍光が逆に消えないほうが効きがよいはずである。光永には、「あなたの実験結果は間違いないとは思うけれども、科学的に説明できる理由がないので、論文として発表はできない。私の力不足で申し訳ない」と話し、データは公表せずにそのまま心にとめていた。

２０１１年の末に光永が帰国した後、論文が発表された２０１２年の春にＮＩＨに一人の若い化学者がやってきた。新たなテニュアトラック（大学が若手研究者を任期を定めて採用し、自立した研究環境で経験を積ませた後、実績を審査して適格であれば専任教員として終身雇用する制度）の主任研究者として移籍してきた、マーチン・シュナーマンである。彼はシアニンやフタロシアニンの化学を専門にしていて、特に画像診断や手術支援の画像への応用に興味を持っていた。そこで、初夏に私の研究室を訪ねてきてもらい、共同研究の相談を兼ねて分子イメージングプログラムで講演してもらった。

正解を確信した瞬間

講演の後、私のオフィスで彼と打ち解けた話をしているとき、私が「ＩＲ７００というこんなフタロシアニンをつけた抗体を使った光治療を開発したのだけど、細胞が死んでいる理由がまだはっきりしない」と話すと、「ＩＲ７００は光を当てると、フタロシアニン骨格中心のケイ素から上下についている側鎖が切れる可能性があると思う」と教えてくれた。

さらに、「ＩＲ７００とは違う化合物だけど、同じようにフタロシアニン骨格に側鎖をつけて光を当てたら側鎖が切れる。光で薬を放出する仕組みに使えないかなあと考えていた」と話して、まだ論文になっていなかった実験データを見せてくれた。実は、側鎖をつけている結合はかなり強い結合なので、そこが「光で切れる可能性」というものをまったく考えていなかった私にとっては、目からウロコが落ちたような感じであった。ちなみにこのとき、雑談の中でマーチンが、私がＮＩＨに二度目に来て実験で苦労していたときに助けてくれた腎臓の研究者であったユルゲン・シュナーマンの息子さんであることが分かった。今度は息子さんと共同研究者になったわけで、世の中は狭いものだと思ったことを付け加えておきたい。

この理論であれば、前述した光永の実験データを含めてすべて説明できなかった現象が説明可能になる。この理論が光免疫療法の原理として正解であることを確信した瞬間だった。そして、それを証明する実験を組んで詳細な論証をすぐに始めた。

細胞死の論拠を米化学最高峰の雑誌で発表

マーチンは、この新しい光化学反応をもう少し切れやすい別の物質で証明して、２０１４年に『Nature Communications』誌に発表した。

私はその後も、この理論の完璧な証明がなかなかできずに苦労を重ねた。アメリカの自宅近くにあったアメリカ島津製作所（ＳＳＩ）に分析化学面での協力を得て、ＮＩＨでこのプロジェクトを担当し、２０１７年に名古屋大学に帰った佐藤和秀に、最終的には京都の島津製作所中央研究所まで実験試料を運んでもらい、多方面から証明するための実験を続けた。

そして、確信した日から数えると6年超かかってできるすべての実験を終え、２０１８年12月に『ACS Central Science』というアメリカ化学会の最高峰の雑誌で、光免疫療法での細胞死の化学的根拠の論文を発表した。

この論文の著者には、この研究に協力していただいた島津製作所の質量分析器、たんぱく分析、凝集体分析、原子間力顕微鏡の研究者の方々6人にも共著者になっていただいた。また、光永には「あのときのあなたの実験結果はまさに正しかったが、まだ知られていない化学反応理論だったので、追究できず申し訳なかった」と謝った。その後、この理論に反論した研究者たちの活性酸素説の拠り所であった「活性酸素を消すアジ化ナトリウムで細胞のダメージを減らすことができる」という事実が、私たちの実験で「アジ化ナトリウムは、直接ＩＲ７００と反応してこの光化学反応を抑える」ことが証明されて根拠にならないことが判明し、光免疫療法が光線力学療法と根本的に違うということが、完全に科学的に証明され決着した。

光と抗体ＩＲ７００結合体が合理的にくっついた細胞を殺傷することの原理を解明することは、この治療の理解や発展に必要なことであったので、多大な時間と労力を費やしたが、その過程でいろいろな出会いにも恵まれたことを付け加えておきたい。

がんを「光らせること」と「殺すこと」

ＩＲ７００の開発は、この研究の結実にとってなくてはならない成果であった。

私はもともと、体内に入ると特定の環境で光を放つ物質の研究・開発を長きにわたって取り組んできた。その延長線上には、常にその光エネルギーの治療への転用が視野にあった。

極めて選択的にがんを光らせること（イメージング）と死滅させること（治療）の研究を両

睨みで目指していた私にとって、イメージングから治療への道が結びついたのがこのＩＲ７００によってである。

当初、私の所属していたラボで、がんを光らせる研究をともに取り組んでくれていた前述の小川美香子は、最初は消えていて、ある物質ががんにくっついた瞬間に光るという分子スイッチの研究に従事していたが、この物質は最初から弱く光っていた。また、がんにくっついたときに光が強くなるといったような、なんらかのシグナルを発するわけではない。むしろ、がんにくっついたときにも放出する光も弱かったのである。

小川の見立てでは、光は脆弱な上に、スイッチオン・オフの役割が機能しない化合物であったことから、あまり興味を示すべき物質ではないと捉えていたようだ。私が使ってみてほしいと頼んでからも、かなりの期間たな晒しになっていた。

この、①スイッチングができない、②光が強くないからがんが鮮明に見えない、という2点の性質から、彼女が求める物質の条件には合わず、候補から除外されてしまっていた（らしい）のである。

その小川の留学期間がやがて終わろうとしていたとき、

「帰国するんだって。あの物質はどうなった？」

と私が尋ねたところ、

「放ったらかしです」

という気のない答えが返ってきた。

「でも、一応やっといてね」と念を押したところ、小川もようやく腰を上げた。

このＩＲ７００付き抗体にくっつけて、くっついた細胞にのみ赤い光を照射し、顕微鏡を覗き反応を見守る。私と小川はこの実験を手に入る限りの化合物で繰り返してきたわけだが、これだと思える理想的な物質を探し当てることができていなかった。

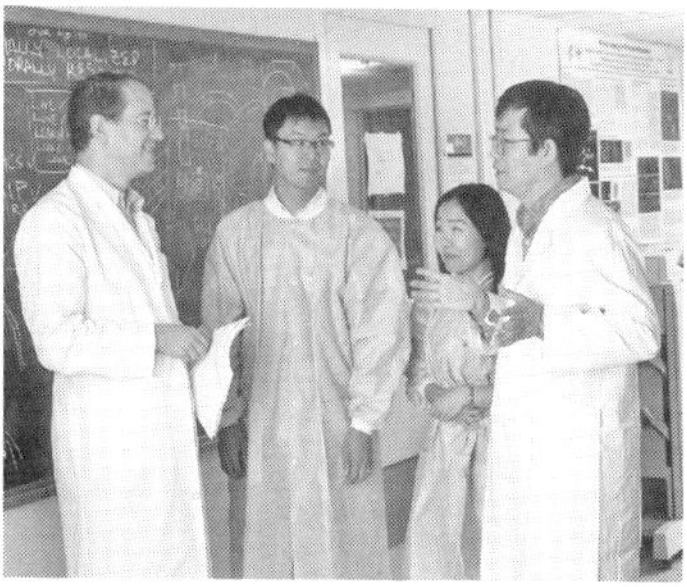

NIHでの小林ラボは10人程度の少人数だが、隣接するラボと光免疫療法を共同で広く研究している。

赤い光を当てて、ものの10秒くらいのことである。

「先生、細胞、死んでしまってこれは使えませんね。この物質は使えない……」

と浮かない声を出す。それを聞いて、私は、

「え？　細胞が光ればイメージングにはなるが、死んだらそれはそれで治療になるのではないか」と言った。

彼女は光らせることが使命だったため、「失敗」と判

断したかもしれないが、「みるみる死んでいく」というのであれば、それはすごいことではないか。

「ほんとう？　見せてよ」

と彼女を急かして顕微鏡を覗いたら、がんが本当にみるみると死滅しているではないか。風船が弾けるように壊れていく。見たこともない速さである。

「プチプチ割れているでしょう？」

というのは小川の表現であるが、確かに、細胞全体が死滅するというのではなく、取り込まれた細胞の膜部分、特に細胞内の小さな袋であるリソソームが風船が割れるように、プチプチ壊れていく。細胞膜も、ゆっくりと膨れ上がった後、プシューと一瞬でしぼむように見えることで、細胞が死んでいくように見える。私は顕微鏡から目を離すことができず、すごく大きな変化がごくごく短時間に非常に効率よく起こっていることだけは理解できていた。

「これ、使える。すごいいい治療になるんじゃないかな！」

と私は小川に言った。

ものは使いよう

ＩＲ７００が抗体にくっつき、光を照射したとき、放出する光が暗めであるということは、吸収された光のエネルギーがどこか別のところへ使われているということ。暗めの光が出てくるにはそれはそれでほかにも何かが起こっているはずである。小川は光る物質をひたすら研究対象としていたから「使えない物質」と判断したのだが、私は光る物質、光の弱い物質、いずれも役割があるように考えていた。応用研究には失敗はない。事実があるだけで、あとは「ものは使いよう」であると。

かくして、これまでの研究にはなかった新たなる物質がＩＲ７００である。

生物学的に細胞が死滅するという物質はあるにはあったが、「みるみる」ではない。ビデオを撮って何十倍にも早送りにしてやっと見える程度のスピードである。顕微鏡下で、これだけ迅速に壊れていくという意味では、通常ではありえない現象である。

ちなみにもう一つ大きな利点は、死滅しているのががん細胞だけであるということ。つまり腫瘍の中には結構な量の多種の免疫細胞が分布しているのだが、通常の放射線照射や切除手術では、この免疫細胞システムごと死滅させてしまう（あるいは切除してしまう）のでがん免疫の働きがなくなってしまう。

　しかし、光免疫療法の場合、免疫細胞は破壊されず健常に機能する。そうすると当然、がん細胞が壊れて、出てくる腫瘍抗原をまず樹状細胞がしっかり認識、すぐにリンパ球にも伝えることができ、がんに対する免疫を発動することができるのだ。

生きたたんぱく質を見るということ

　ＩＲ７００の働きを知る上で行った、島津製作所の研究者との島津製作所中央研究所（京都）での共同研究で、興味深い知見を得た。抗体はＹの形状をしているが、高性能の走査型原子間力顕微鏡を使えば、この抗体分子を生きたたんぱくとして機能形態の変化を見ることができたのだ。また、光を当てるとクイッと形が変化する瞬間も確認することができた。これこそ、光化学反応でＩＲ７００が変化したことに対応する、抗体形状の物理的変化である。

　生きたたんぱくを見るということは、形が変化するのを目の当たりにできるということだ。原子間力顕微鏡で観察すると、長径13ナノメートルの抗体一分子がＹの形として見え、ＩＲ７００への光化学反応によって抗体の形が大きく変わる。これが細胞膜上で起こると細胞上の抗体にくっついた細胞膜を貫いている分子ごと引き抜いて、それにより膜にストレスがかかる。ストレスがかかると膜の細胞内外を分ける機能が弱くなって細胞内に水が入り、細胞が膨れてついには破裂する。

完全に物理化学的な変化で、光化学反応によって抗体の物性が変わったので、物理と化学を使って膜に障害を与えるのだ。生物の反応はどんなに短くとも何時間というレベルで変わるが、物理的にはピコセコンド（10の12乗分の1）、化学的にもマイクロからミリセコンド（１０００から１００万分の１）の世界で、一瞬の反応である。また、分子的に考えても、光化学反応はＡの分子がA'に変わっているから化学といえる。その後の水溶性の変化による抗体の形状の変化は物理（力学）によるものである。

科学のゴールとは？

真相を追究していく科学は、一般的には想定した結果にたどり着かなければ失敗とし、それも役立つ実験であるとされるが、私の研究は、常に役に立つものを作りたいと願って取り組んでいる応用研究であるので、そのどれも失敗と位置付けることをよしとしていない。

得られた結果や事実を曲げることはできないが、なんでも物は使いようではないか、という発想が基盤である。〝それ用〟に使おうと意図して作るのではなく、できた産物をいかに活かすか。またできたものから考えて、目的のために最適な産物は何か。Ａの道を行こうとしていたものの、Ｂの道になってしまったりするが、最終的には意図した以上に役立つ。これが私の理想であるが、このＩＲ７００に関しては理想的な道を発見したわけで、ものは使いようの精神が、がんの直接的な治療法につながったわけである。

科学というものが、ただ一つの真理を追究することであるというだけの目的になってきたら、そのゴールにたどり着いた研究が、まさしくノーベル賞にふさわしいのかもしれない。だが、そうしたことを目指すばかりであれば、私たちは「患者さんを救う」という医学のゴールにはたどり着けずに終わってしまう研究ばかりが、いくつも山積してしまうのかもしれない。

ＩＲ７００の応用性

狙った細胞のみをターゲットにそこだけ破壊してしまうことのできるＩＲ７００は、過剰になった細胞を殺すということが可能であるから、がんの治療に最適ではあるが、別の病気の応用に使うことも考えられよう。

例えば関節リウマチの原因である、過剰になって自己の組織（リウマチの場合は滑膜）を攻撃してしまったリンパ球に対して、この光免疫治療を使うという手も考えられる。また、抗生物質の効かないバクテリアが足にくっついてしまい感染したケースでは、バクテリアに対する抗体にこの光を照射すると（バクテリアも同じように細胞なので）バクテリアを破壊することができる。これは実際にハーバード大や慈恵医大で研究が進められている。しかし、最も役に立つのが、体の中に不要な細胞が増殖していくというがん治療である。

がんがみるみる壊れる現場に最初に立ち会った小川は、間違いなく功労者である。ちなみに彼女は、このＩＲ７００を発見した2週間後には「このまま続ければ新しい革新的ながん治療の共同開発者になれるよ」という私の誘いを蹴って、日本に帰国し、研究をすべて後任の光永に引き継いだのである。

がんがみるみる壊れる現場にともに立ち会った光永は、ＩＲ７００を顕微鏡実験したまさにそのときは数週間前に赴任してきたばかりで、私と小川が何を喜んでいるのかを眺めているばかりであった。

米医学雑誌『Nature Medicine』の論文では、その後の治療・実験を3年間にわたって担ったため筆頭著者に光永眞人の名前があり、現象の発見者である小川はこの一つの実験のみでセカンドオーサーとして名を連ねている。

細胞死のメカニズム

ちなみに、この細胞が死ぬとき、細胞に何が起きているのかを検証することになった。まず、光永に細胞が氷の上で死ぬかどうかを検証するように指示を出した。氷を用いた理由は、低温のために細胞は冬眠状態になるため、その状態で細胞に変化が起きるのであれば細胞内部の酵素や遺伝子などの作用で壊れているのではない、という理屈が成り立つからだ。

実験は氷の上のがん細胞に、ＩＲ７００付きの抗体をふりかけ、近赤外光を照射したところ、細胞はやはり通常の37度のときと同じ速度でパチパチと風船が破裂するように壊れていく。

細胞の外を放射性同位元素を含んだ水で満たし、同じように近赤外光を照射したところ、放射線同位元素を含んだ水が細胞内に流れ込むことも分かった。細胞膜に傷がつき、外の水が細胞内に流れ込み細胞が膨らんでパチパチ破裂して細胞がみるみるうちに死ぬという、光免疫療法の細胞の死滅の仕方が確認できた。光永は続けてマウスでも同様の実験を行い、マウスにがんを移植し、さまざまに光の強さを変えて、照射していった。

この後、前述したように緻密な実験データを積み重ね、『Nature Medicine』の論文を完成させることができた。もちろん、治療の開発に関わるほぼすべての実験を行った光永がファースト・オーサーとなった。

デス・スイッチ

がんの光が当たることで、起こる化学変化について6年にわたる実験のすべてを記した化学論文が18年11月に米国ではトップの化学雑誌に掲載された。ちなみに、これは最初『サイエンス』に投稿したものの、掲載が見送られた論文である。ネイチャーやサイエンスはセンセーショナルな研究が好きで、こういう新理論の地道な研究は好まない。

それで米化学会のトップの雑誌『ACS Central Science』で通していただいたわけである。

光が当たって起こっていることは、その反応自体もその後に起こる現象も意味深いし、理解できる人が見てくれると非常にエレガントであるとも評していただける。そして、ただきれいなだけではなく、がん治療に応用できているのであるから広く応用できる手法・理論であるはずでもある。

Ｙ状の抗体に分子が一つ見えていて、そこに近赤外光を当てると、Ｏ状に化けるのである。化学は、ＡがＡのままであるなら化学ではない、ＡがＡ′かＢになるからこそ化学なのである。したがってＩＲ７００の枝が切れることが化学、Ｙ状がＯ状になるのが物理なのである。光のエネルギーによって小さな分子がブチッと切れて（化学）、たんぱくがそこを目指してグリッと回る（物理）のである、そういう変化をすべて証明した上で、ズームアウトしてみるとがん細胞は死滅していますという論拠となるのだ。ただ、こうした正確な機序の論文を公開してしまった以上、模倣されるという可能性も懸念されるようになった。

第三章

治験

資金の争奪戦

米国での臨床治験実施の承認は、２０１５年の４月にＦＤＡから下りた。

振り返れば、私たちがマウスにおける光免疫療法の効果を米医学誌『Nature Medicine』に論文として発表したのが２０１１年のことであるから、そこからの道のりは決して長いものではなかった。このように短期間で研究を進めることができたのは、楽天代表取締役会長兼社長の三木谷浩史さんとの出会いなくしては実現できなかった。

というのは、新しい治療法を臨床に届けるため越えなければならない最も高いハードルが、治験を実施するための資金獲得だったからだ。

当初は、この研究の現実性や有用性、あるいは有効性をなかなか理解してもらえず、当時ＮＩＨでは、臨床応用のための予算がなかなか下りず、治験の準備は遅々として進まなかった。だが、私はこの光免疫療法の治療技術の特許を取得し、それが２０１２年に公表された際、いくつかの企業からライセンス契約を結びたいという申し出を受けた。それぞれの企業と話し合い、またＮＩＨの知財部とも十分に相談した末に、アスピリアン・セラピューティクス社（現・楽天メディカル社の前身／以下アスピリアン社）という、サンディエゴにあった医療ベンチャー企業と排他的ライセンス契約を結んだ。

こうして、私たち研究チームのみならず、アスピリアン社も治験を目指して資金集めをスタートさせた。ＮＩＨの公的資金というものは、もともと限られている。また、医療ベンチャー企業を支えるベンチャーファーム（出資会社）の支援のパイも限られている。そんな中での資金の争奪戦でもある。アスピリアン社が、支援を得られそうな出資会社から「発明者の説明を聞きたい」と言われれば、私が自らニューヨークやボストンまで足を運んで話をしたり、電話会議で学会会場からでも参加したことも、1社や2社ではなかった。だが、アスピリアン社はその後ほぼ1年間、私が何度プレゼンをしようとも1ドルの支援を得ることもできなかった。

米国の事情をもう少し詳しく説明しよう。がんの最新治療というものは、まさに雨後の筍のように次から次へと登場する。そして、モノにならずに（治験を行ってもフェーズ1くらいで）消えていくものも多い。というか、それらがほとんどなのだ。

中には、「あのような治療法に有名な財団が支援しているのか!?」と思われる荒唐無稽な研究が出資を受けているものもある。したがって、我々が開発した治療法も、当初はそのようなものと十把一絡げにされ、懐疑的に捉えられることが多かったようだ。

三木谷浩史さんとの出会い

三木谷浩史さんとは、神戸に住む私の従兄弟である新保哲也の紹介で、２０１３年の４月に初めてお会いした。

新保は建築家であると同時に、ワッフルケーキで知られる「R.L（エール・エル）」の創業者である（神戸に本社を置き、現在は全国展開している）。奇遇なことに、新保は三木谷さんが代表取締役会長兼社長を務める楽天株式会社が運営する「楽天市場」の初期の出店者であり、神戸の同郷ということもあって個人的に長いお付き合いがあった。さらに、神戸を本拠地とするＪ１サッカーチームであるヴィッセル神戸のスポンサーでもあったので、同チームの役員をされていた三木谷浩史さんのご尊父・良一さんとも個人的な知己があった。

当時、三木谷さんは良一さんが膵臓がんを患っておられたことから、何かよい治療法はないかと、世界中を飛び回ってがん治療について独自に調べているところだった。２０１３年の春、横浜で行われた日本医学放射線学会で私が来日していた折に、三木谷さんの状況を知っていた新保の仲立ちで、三木谷さんを含めて少人数で会食させていただく機会を得た。私が初めてお会いした会食のときから、すでにがん医療の専門家並みの知識を身につけておられることに驚き、こちらも素人にお話ししているレベルをどんどん上げて一つ一つ丁寧にお答えしていった。

この初回の会食と学会での講演の後、私は臨床治験を進められる可能性があったシンガポール国立がんセンターに飛んで講演と会議を行っていた。シンガポールで滞在していたホテルへ、三木谷さんから「もう一度お話しできないか」という連絡をいただき、アメリカに戻る途中で日本を通過するときに再度会合を持つことにした。その会合では、三木谷さんのお父様の治療に関係されている医師の方が同席され、詳細に説明を聞いていただく機会を得た。アメリカに帰る前日に、「もう一度お話しできますか」という連絡をいただき、そのときには日本の医療ベンチャーの起業家の方々にも、私の開発した治療法を解説する時間を頂戴できた。

英断

その会議が終わって廊下に出たところで、「なぜ、この治療は臨床治験に進まないんですか？」と三木谷さんから問われた。私は「公的資金もライセンスしたベンチャーもお金を取れないからです」とお答えすると、「最初の人の治験まで進めるのにいくらくらいかかりますか？」というさらなる問いに、私は「数億円レベルの費用がかかるので、それなりに予算がつかなければなかなか実施できないのです」と正直にお答えした。すると三木谷さんは「必要なだけ出します。やってみましょうよ！」と、支援をその場で決断してくださったのだ。このやりとりが、治療の実現のスピードアップにつながった。初めてお会いしてから、わずか1週間での英断である。

ただし誤解を生まぬように付け加えておくと、この段階では、三木谷さんは楽天会長としてではなく、個人資産で最初の治験までの財政支援を、ライセンス契約をしていたアスピリアン社にしてくれることになったのである。

後に知ったことであるが、三木谷さんも私の話を主観だけで受け入れたということはないようである。周囲からは「マウスでうまくいったからといって人間には機能しないことが多い」などと釘を刺されたりはしていたようだった。だが、光免疫療法は従来のがんの治療と違い、薬剤と光は、それ自体ががんを死滅させるものではなく、あくまで物理化学的に「破壊」するツールであるということ、であれば、マウスでも人間でも細胞に違いはないから、生物学的なものでないなら反応する作用は同じではないかという見解にたどり着いていたのだという。つまり、先入観にとらわれずにこの治療の可能性をご自身で判断されたのだ。

　三木谷さんから決断をいただくと、私はサンディエゴのアスピリアン社でともに資金獲得に動いていたミゲル・ガルシア・グズマンにその場ですぐさま電話をかけ、「日本のインターネットマーケットの社長が個人で第Ⅰ相の治験費用を出してくれるって！」と伝えたら、電話の向こうでミゲルに絶句されたことを覚えている。

　ここに至るまで、我々の治療法は、散々、有象無象の治療と一緒にされてきた。三木谷さんに、後にこう言ったことがある。「あのとき、よく認めてくださったものだ」と。すると三木谷さんは「もちろん、治療の内容が理にかなっていたということもあるけれど、あなたの言っていることは、〝これはいけるんじゃないかなあ〟と腑に落ちるものだった」と言ってくださった。そのとき私は、自分が信条としている「嘘をついたらサイエンティストは失格ですから」とお答えするしかなかった。

　お父様は無念にも、この年の暮れに逝去された。しかし三木谷さんは「この治療法を、がんで苦しむ方に届けたい」という思いを一層強くされ、「ずっと続けよう」と支援の継続を約束してくださった。

　治験の結果で効果を確認するにつれ、さらに支援を増やしてくださり、その後、楽天メデイカル社の会長兼最高経営責任者として経営にも携わるようになった。

「臨床試験」と「治験」

治験の推移を示す前に、「治験」がいかなるものか、「臨床試験」との違いを混同される方も多いと思うので次に記したい。

臨床試験とは、新しい医薬品や手術などを用いた新しい治療、あるいはそれらの組み合わせで行われる治療法などに対して、その効果や安全性について確認するために行われる試験のことを指す。

一方、治験とは臨床試験の一種で、厚生労働省から医薬品、医療機器としての承認を得ることを目的として行われる。

治験は、通常三つのステップ（相）を踏んで進められる。三つのステップを終了したところで、医薬品を開発している製薬企業が、それらのデータをすべてまとめて、厚生労働省に薬として承認してもらえるように申請するというプロセスを踏む。厚生労働省の厳正な審査をパスし、承認されることによって初めて「くすりの候補」が「くすり」となる。

第Ⅰ相（以下フェーズⅠ）は、少人数の健康成人において、ごく少量から少しずつ「くすりの候補」の投与量を増やしていき、安全性について調べる。また、血液や尿などの中に存在する「くすりの候補」の量を測ることにより、どのくらいの早さで体内に吸収され、どのくらいの時間でどのように体外に排泄されるのかも調べる。

第Ⅱ相（以下フェーズⅡ）は、「くすりの候補」が効果を示すと予想される比較的少人数の患者さんについて、病気の程度によってどのような効き目を発揮するのか（有効性）、副作用はどの程度か（安全性）、またどのような使い方（投与量・間隔・期間など）をしたらよいか、といったことを調べる。

第Ⅲ相（以下フェーズⅢ）は、多数の患者さんについて、第Ⅱ相試験の結果から得られた「くすりの候補」の有効性、安全性、使い方を最終的に確認する。確認の方法は、現在使われている標準的なくすりがある場合にはそれとの比較、標準的なくすりがないときにはプラセボとの比較が中心になる。

これとは別に、長期間使用したときの有効性や安全性がどうかを調べることもある。

米国でフェーズI

光免疫療法で使用される医薬品の人体に対する毒性を調べる米国でのフェーズIは、2015年の5月に始まった。アスピリアン社（現・楽天メディカル社）とトーマス・ジェファーソン大学、ラッシュ大学などや、MDアンダーソンがんセンターなどが参画し、再発頭頸部（舌がん、口腔内がん、咽頭がん、喉頭がんなど）の扁平上皮がんの患者さん9人に対して実施された。

結論から述べると、この治療法に使用される医薬品の人体に対する毒性を調べるフェーズIは、問題なく終えることができた。

治験への参加条件は、初発のがんを発症した後、手術や、放射線や化学療法といったいわゆる三大治療で効果のなかった方たちを対象とした。しかし私は、初発の治療でこの光免疫療法を施すことができたら、奏効率はさらに上がるであろうと確信している。ただ、治験である以上、本来の三大治療が優先されるのは当然であり、致し方ないことだろう。

問題なく治験を終える

米国でのフェーズⅠは、三大治療で成果のはかばかしくなかった方たちを対象としたと述べたが、当初の計画では、まずはＩＲ７００を搭載した抗体が、がんに届くかという確認が先決で、光は照射しない予定だった。しかし、がん患者さんを対象にするのだから、治らない治療を施すのは非人道的ということで、ＦＤＡに「近赤外光による毒性も同時に見ましょう」と交渉をすることが肝心であった。結果、１回のみの実施ではあったが、治験に参加する患者さんには効果が出るレベルの光免疫療法を施すことができた。

流れとしては、１日目に少量のＩＲ７００を搭載した抗体を体内に投与し、副作用が起きないかどうかを確認。必要な量を約２時間かけて点滴投与で行った。投与を終え、患者さんの体調に問題のないことを確認できたら、その日は帰宅していただき、翌日来院してもらう。

２日目は、体内に抗体が入り抗原にたどり着いたタイミングで、がんのある患部に近赤外光を照射する。照射時間は、がんのサイズが半径３センチごとに６～７分程度である。

結局、第Ⅰ相試験の９人の治験患者さんは、問題なくこの治験を終えることができた。

細胞だけがどんどん死ぬ

シカゴの（治験に参加した）医師が、ウェブニュースレターでフェーズⅠについての感想を次のように綴《つづ》っておられた。

> 光を照射するとドロドロと溶けて白くなっていく感じで、細胞だけがどんどん死んでいっている。がんのある部分だけに効いていて、周りの細胞にはまったく障害が起こるようには見えず、ものすごく安全に治療ができる。

のどの奥に広汎な再発がある患者さんに光を照射すると、細胞がドロドロと溶けて白くなり、1日経つとボロボロ落ちてくるというわけだ。これは急性期の反応で、慢性期の反応はさらに理想的な経過をたどる。

のどの左側に大きな腫瘍のある患者さんの場合、光をファイバーで通過させるには、2センチくらいの治療領域が必要になる。これだけ腫瘍が大きくなると、さすがに通らない。だから、（光ファイバーが内蔵されている）20ゲージのエラスター針を腫瘍の周りに刺し込み、内側から周りに光を出すという仕組みになっている。

たとえ大きな腫瘍であっても、こうして10本のエラスター針を刺し、5本ずつファイバーを入れて光を当てられれば治療が可能になる。この患者さんも1ヶ月で大きな腫瘍がなくなり、3ヶ月経つと皮膚の傷も消え、新たな毛が生えてきているのが確認できた。普通、外科手術でこれだけ大きく切除してしまうと、植皮でもしない限り、大きな傷跡が残ってしまう。一方、この治療を用いると、がん細胞だけがうまく死滅し、皮膚のステムセル（幹細胞）が残存した治療で、時間の経過とともに傷が目立たなくなる。がん細胞だけが（選択的に）死滅すると、他の正常細胞がこれだけ見事に修復されるということを肉眼で確認できた症例であった。

さらに治療効果を調べるフェーズⅡでも、1回では治りきらなかった患者さんには4回まで繰り返しの治療を施した。この治療法は、抗がん剤や放射線のように、蓄積量の上限がない（抗がん剤は薬の集積投与量には一般に限度があるし、放射線は同じ場所に2回照射することはできない）ので、何度でも繰り返し治療することができることも、この治療の最大のメリットなのである。

2018年1月、国内治験の実施に問い合わせが殺到

国内では、フェーズⅠが、国立がん研究センター東病院で２０１８年の１月から実施された。新聞の大手各紙が「がん光免疫療法が日本で治験開始に」と報じると、掲載直後から病院に問い合わせが殺到したという。一時、回線がパンク寸前だったというから、いかにこの米国発の『光免疫療法』への期待が高いかがうかがえる。その分、こちらは身の引き締まる思いであったが、このとき、一日も早く早期承認を得て、承認薬とし、がん医療の現場で役立てなければならないという決意を一層強くした。

この国内でのフェーズⅠについて、同院の田原信先生が２０１９年に開催された講演で次のように報告されている。

「当院のフェーズⅠでは、頭頸部扁平上皮がんの患者さん３名の方を対象に実施しました。日本人でこの治療が安全かどうか確認した治験です。（３名のうちの一人である）この方は（スライドを示し）表面からの照射方法ですが、30分後には照射部分の色が黒くなり、その後はかさぶたがポロポロと落ちていくように剥がれていって、７日後には腫瘍がなくなっているのがお分かりになるかと思います。このように治療への反応の早い方がいます」

米国でフェーズⅡ

フェーズⅡは、30人以上の患者さんを対象に治療効果を調べるものである。この治療法には、抗がん剤のような蓄積量の上限はなく、また被曝することもないので、何回でも繰り返し受けることが可能である。実際にフェーズⅡでは、一度で治りきらなかった患者さんも参加し、治療を繰り返し行っている。

２０１９年７月、楽天メディカル社（２０１９年３月に楽天アスピリアンから改称）から治験の結果が発表された。そこには「全奏効率は43％」と記されていた。[*1] この数字をどう判断するか。外科手術や抗がん剤、あるいは放射線治療を施しても治る見通しのない患者さんに対する奏効率が43％というのは、決して悪い数字ではない。なぜなら、ＣＴ画像上では腫瘍が壊死しているものでも、完全消失（ＣＲ）と判定されないケースがあるからだ（私としてはこのＣＲの判定方法について、大いに議論の余地があると考えている）。このことを考えると、判定方法を変えることで奏効率はもっと高くなると考えられる。

フェーズⅢ　国際共同治験開始

２０１８年12月、楽天アスピリアン社（現・楽天メディカル社）が、光免疫療法の再発頭頸部扁平上皮がん対象の国際共同第Ⅲ相臨床試験の開始を発表した。[*2]
試験は２０１９年から開始され、参加登録予定者は２７５名であった。
世界10ヶ国前後、国内では国立がん研究センター東病院、国立がん研究センター中央病院、がん研有明病院をはじめ、全国の約10ヶ所の医療機関で、再発頭頸部がんの患者さんを対象に実施している。

食道がんにおける治験

２０１９年2月からは、国立がん研究センター東病院で、食道がんの治験がスタートしている。ただし、食道がんといっても、発現するたんぱく質はＥＧＦＲであり、口の中から食道にかけては同一の粘膜であるので、頭頸部がんの延長にあるといってもよい。感染部位は頭頸部よりも奥にできる。ＨＰＶ（ヒトパピローマウイルス）の感染で起こるウイルス型のがんは子宮頸がんがポピュラーだが、次いで口腔内に多く発症し、比率としては少ないが食道がんの原因ともなることが分かっている。治験の対象となったのは、（頭頸部の延長という意味で）行いやすいという事情もあった。

このとき43人が登録予定者となったが、扁平上皮がんと診断されている方、食道がんの壁深達度が内視鏡及び超音波内視鏡検査によりＴ２（がんの病期分類）以浅と判断されている方、スクリーニング時のＣＴで、画像上、リンパ節の転移、または遠隔転移が認められない方などが対象条件となった。

そして現在、胃がんの治験も始まり、今後、子宮頸がん、口腔内の前がん状態にある方など、ＥＧＦＲを発現する別のがんにも治験が広がっていくことも近いと考えている。光の照射方法がそれぞれ異なり、食道の場合はバルーンを使用。風船を膨らませると食道が丸くパッと膨れるが、バルーン内部の真ん中から光を照射するというイメージである。この治療は、まったく手技に近い。

先駆け審査指定制度

２０１９年４月９日、フェーズⅠ／Ⅱの治験結果を受けて、ＡＳＰ－１９２９が優先審査の対象品目に指定された。我が国には先駆け審査指定制度というものがあり、一定の要件を満たす画期的な医薬品であれば、優先的に審査が行われるという制度である。光免疫療法で使用される医薬品が、４月にその対象に指定されたのである。

この決定で期待が高まった。米国の認可機関であるＦＤＡでもファーストトラック（日本でいう早期承認制度）の指定も受けていたので、当初は日米同時承認を目指し、日本は米国に追いつけとばかりに舵取りをしたが、この頃から、この分だと先に日本での承認が得られるだろうと予測するようになった。通常、承認までの期間は延びるもので、遅れていくのがあたり前なのだが、ＡＳＰ－１９２９は当初の想定よりも早くなっていったということも、この治療法に対する期待の高さがうかがえた。

繰り返すが、これは楽天メディカル社の尽力とパートナーシップによるものが大きい。

三木谷さんと私はしょっちゅう、世界中のさまざまな国で会合を持っている。先日（２０１９年５月）は、サンノゼのアメリカ光学会へ赴いた折に、シリコンバレーにある楽天アメリカ本社におられた三木谷さんとＮＢＡのバスケットの試合を観戦することになった。しかし、車で会場へ向かう途中、３時間の渋滞に巻き込まれた。ところが、これは不運な出来事ではなかった。この３時間で、光免疫療法に関するさまざまな展望を語り合うことができたのだ。改めて述べると、この光免疫療法は、私が開発者、パテントはアメリカ政府、排他的なライセンス契約を結んでいるのがＮＩＨと楽天メディカル社、技術協力をしているのが三木谷さん率いる楽天メディカル社なのである。

楽天メディカル社は、もはやベンチャー企業とはいえないほど人材のテコ入れを繰り返し、私が顔を出すたびに、社員数を数えることができないほど、日々増員されている。現在、日本支社だけで60名は在籍しているであろうか。

三木谷さん自身も先日のフォーチュンのイベントで、「楽天メディカル社の会長」として応じておられ、世界経済フォーラム（通称：ダボス会議）でも、この光免疫療法について講演されるなど、会長として指揮を執ってがんばっておられる。また、これまでは光免疫療法についての解説を求められたら世界中どこへでも可能な限り私が赴いていたが、いまや私が一人であちらこちらに足を運ぶ必要がなくなったくらい、発信してくださる専門家も増えてきているのは喜ばしいことである。

＊１　楽天メディカル社　アメリカ臨床腫瘍学会（ＡＳＣＯ）にて、ＲＭ－１９２９による光免疫療法の第Ⅱａ相臨床試験における良好な安全性プロファイル及び臨床的意義のある抗がん効果を発表。（２０１９年６月３日）

＊２　楽天アスピリアン社、頭頸部がんにおける「ＡＳＰ－１９２９」の第Ⅲ相試験を開始。（２０１８年12月22日）

第四章

化学への目覚め

ここまで、光免疫療法の開発の経緯を綴ってきた。本章では、私の現在の研究につながるエピソードを交え、私が医師を目指した理由、そして、私がなぜ「患者ファースト」の治療法にこだわるようになったのかを綴ってみたい。

灘時代の「悟り」

私が医師を志したのは高校時代だった。中学から、兵庫県下にある私立の中高一貫校である灘校に通っていた。

父が教育関係の仕事をしていて、しかも公的な教育の向上と推進という立場にいたので、私はそもそも公立に進むつもりでいた。もし、公立に進んでいたら私の人生はまた違ったものになっていたかもしれない。

私は同級生の父親が塾長を務めていた地元の塾に通っていたのだが、「うちは父親が教育関係の仕事をしているので私立は受験しません」と言っていた。だが、模擬試験の成績が5年生の終了時で関西で10番台だったこともあってか、塾長が残念そうな顔をしていたことを覚えている。そんなこともあって、父に「息子が私立に進むと、立場悪くならない？」とおうかがいを立てたことがある。すると父は即座に「そんなことは気にせんでいいから、やりたければやってみなさい」と私の背中を強く押してくれた。そこで母が塾長先生のところに行き、「灘でも受けてみようと思うのですが」と言うと、先生は「是非やってみなさい」と喜んでくれたそうで、翌日には灘中の過去問題集を貸してくれた。

　ところが本番数日前から40度近い高熱を出して学校を1週間以上休むことになった。当時の担任教師は「中学受験勉強のために学校を休んでいるのではないか」と家まで様子を見にやって来られた。私はパジャマを着て熱でうなされて寝ていたため、母親が「いつもの扁桃腺炎で高熱を出しています」と応対し、教師は納得して帰っていったのを覚えている。

　当日は解熱していたものの、ふらつく足取りで受験会場へ向かい2日間の試験を何とか終えることができた。後日、無事に合格し入学することができたのだが、合格翌日の身体検査の日にはまた39度の熱を出して寝込んでしまった。

　灘中・灘高では、理論数学や物理ではとても太刀打ちできない天才肌、あるいは異能の学友たちがいた。彼らと机を並べるうちに早々に私が「悟った」ことといえば、「化学以外の個別の学問では、彼らより成果を出すことは到底できない。だが、数学や物理、生物、そして得意の化学といったそれぞれの知識を融合した集学的思考であれば、彼らの中でも一番になれるかもしれない」という自分の適性だった。

とはいえ、中高時代はテニスに明け暮れた。硬式庭球部の副主将として中学では関西ジュニアベスト16に食い込むまで腕を上げた。県大会では第３シードで優勝候補の一角として新聞に紹介されたこともある。高校では県大会でベスト４にまで進むほどに熱中、小さい扱いながらも地方新聞に結果が掲載されもした。

高校２年時の後半に引退して、受験勉強に本腰を入れようかと取り組み始めたものの、学年全員で受けた広域模試における学内での成績は、学年２２４人中２００位以下という惨憺《さんたん》たる成績だった。

硬式庭球部は伝統的に灘高校にあっては数少ない強豪運動部であった。３年が始まる頃の強豪運動部の主将・副主将は軒並みそんな状態なのだ。

ただし、進学校といえど学友らは強豪部の主将には敬意を払う慣習が脈々と根付いており、私も含めておおむね敬われていた。とはいえ、成績不良のまま沈んでいるわけにはいくまい。そう決心し、重い腰を上げ、猛勉強を開始。するとたちどころに結果がついてきて、成績の順位はみるみる上がっていった。試験ごとに数十人抜いていくというのは、沈んでいた人間にしか味わえない爽快感である。

高校2年までは、法学部への進学を考えていた時期もあった。だが、３年に進む際、結局理系へ進み、医学部を目指すことにした。それは周囲から「お前の頭は理系だ。理系以外考えられないだろ」と勧められたからである。すでに高校２年で高校の化学は完全にマスターし、大学の化学の教科書などを取り寄せて自分で勉強していた。通信教育のＺ会の化学でも、３年生や浪人生を尻目に一番の成績を取り続け、３年の初めには化学はＺ会でも最高位の３段である「マスター」となり、同級生たちから化学に関して質問を受けるまでになっていた。

私の研究には、生物学、医学、薬学に加えて、光（電磁波）を扱う物理学や合成化学など、集学的な基礎学問や技術の統合が必要だった。ということは、「灘時代の悟り」が今に引き継がれているともいえるのかもしれない。

化学への目覚め

化学への道にいつから歩むことになったのか定かではないが、小学生の頃から化学部に所属し、化学物質を扱うことが好きだったことはよく覚えている。だが、中学で受けた化学の授業は自分にはどうにもつまらないものに思えた。あまり声を大にして言いたくはないが、

〝化学好き〟だった自分にとって、「物自体の変化について追究する学問である、化学の持つ醍醐味」が授業では決して味わえなかったのだ。ならば独学でマスターしてやろうと、『化学精義』という教科書的な参考書を買い求めて、眠るのも忘れて読みふけることもあった。これを2〜3ヶ月で読破した頃、やはり化学は面白いという結論に至り、さらに興味を深めた。

　エネルギーや光といった可視化できないものを追う物理よりも、少なくともそこに存在する変化する物質を扱うという点で、化学は私の頭脳においてはイメージの湧きやすい、なじみやすい分野だった。もっというと、数学も現実のものとしてイメージしやすい3次元くらいまでは完璧に理解できるものの、5次元以上となると、私には理解の限界を感じざるを得なかった。9次元、10次元のことを扱ったものでも、理解できる人はできるのだろう。しかし、私はこの次元になると、異能の学友たちに譲るしかなかった。9次元、10次元の世界を生まれながらに頭で理解できる人とそうでない人間とに大別すると、私は間違いなく後者だった。それで、頭の中でイメージしやすい化学に耽溺《たんでき》していったのかもしれない。京都大学の医学部へ入学してからも、もっぱら好んで出入りするのは化学研究室であった。

　研究者になってから、応用学問（化学、物理、生物を融合する学問）の世界に分け入って確信したことは、あるモノがたとえ思っていた用途に使えなかったとしても、いずれどこかで使えることがある、モノは使いようで、「完全なる失敗」というものはないということだ。「使えるところに使えばいい」という化学という学問の持つ柔軟性が性分に合っていると、私はつくづく思う（この発想により、ＩＲ７００は光免疫療法のキードラッグとなったのである）。

渡米、ＮＩＨへ

１９９５年に私は渡米し、世界の先端医療の総本山ともいえる米国立衛生研究所（以下ＮＩＨ）で研究員となった。

ＮＩＨはアメリカ合衆国の保健福祉省公衆衛生局の下にあり、１８８７年に設立された合衆国で最も古い医学研究の拠点機関である。本部はメリーランド州ベセスダに置かれ、Institutesと複数形で示されるように、国立がん研究所、国立心肺血液研究所、国立老化研究所、国立小児保健発達研究所、国立精神衛生研究所など、それぞれの専門分野を扱う研究所と、医学図書館などの研究所以外の組織、全部で27の研究所と所長事務局によって構成される米国の医療・研究分野の司令塔といえる機関だ。また、１万８０００人以上のスタッフのうち、６０００人以上が科学者（医師、生命科学研究者）である。私はこの傘下であるClinical Center（臨床センター）で研究員となり、抗体と放射性同位元素を使ったがん治療の研究に取り組んだ。

研究の土台

渡米直前に提出した１９９５年の学位論文は「免疫シンチグラフィ及び放射免疫療法の有効性向上に関する基礎的研究」であるから、米国で取り組んだのも引き続き「抗体」によるがん治療と、イメージングである。

98年末に一旦帰国したが、２００１年に再び米国へ渡る決意をした。この逡巡の背景には現実的な問題が横たわっていた。

98年、私は3年半の留学を終えて帰国、京都大学の特任助手になったのだが、当時の特任助手の契約は日々更新で、年俸は税込みで５００万円程度であった。所属は、日立の画像系の寄付講座であって、ここで抗体の研究も継続していた。帰国後の1年は学生の教育と、自身の研究と関連病院での診療という三足のわらじを履きこなしていた。

日中に大学病院での診療や学生の指導をして、その後、別の病院に赴き、がん以外にもさまざまな疾患を抱える患者さんの画像診断や内視鏡検査に従事していた。

研究者の報酬は日米で同等程度である。しかし、日本の若手研究者は研究に専念できない背景がある。教育、臨床、研究という三足のわらじを履きこなさなくてはならないからだ。

私も日本で大学院生として研究者生活をスタートした当時は、学費を払って診療に携わっていた。当然、生活費は外の病院でのアルバイト収入で稼ぐということになる。関連病院で勤務していたときには、通常のＸ線写真、Ｘ線ＣＴ、血管造影という放射線科の仕事に加えて、年間１０００件を超える内視鏡診断、１００件を超える特殊内視鏡（胃のポリープ切除、膵管胆管造影、出血の緊急内視鏡など）、さらに病理診断と、臨床医としての日々を送った。この経験は、現在の研究の糧《かて》となっている。がんの研究が、研究室でただネズミと格闘するだけのものではなく、患者ファーストという思いにつながったことは、この臨床医の経験があったからこそといえよう。臨床医となって立て続けに、受け持った3人のがん患者さんを看取《みと》ったことも、いまに至った原動力である。

極貧研究者

寄付講座の助手としてアメリカから日本に戻っていた当時は、研究費も、年俸の中から年間100万円を超えない程度に自腹で負担する生活で、アルバイトで得たほとんどの報酬を研究費に割り当てるといった具合だった。

貧乏な研究室とはいえ、日本で研究費も得ていた。しかし、研究費で実験材料などを購入しようとすると、そこには壁があった。例えば薬剤を買う場合、アメリカで販売しているものであっても日本の販売代理店を通さなければならない。つまり、決められた代理店に科研費の書類を提出して、初めて購入することができる。ということは、ある外国のベンチャー企業が新たな材料を開発・販売していて、それが欲しいと思っていても日本の代理店になければ研究費が使えないのだ。だが、アメリカのベンチャー企業にダイレクトにオーダーすれば買うことができる。だから、正規でないルートで薬を購入しようとすると、自分のお金を使うしかないということになる。これは痛かった。

かといって、お金に困る生活では、アルバイトを辞めるわけにもいかなかった。系列の病院で当直などのアルバイトを増やすと、当然、実験にあてる時間は減る。実験の時間が減れば、自分の研究はなかなかはかどらない。ジレンマを抱え、焦燥感にかられる日々だった。

そしてついに日本に帰ってきて2年目、「研究する時間がないから外での勤務はやめさせてください」と申し出をして、アルバイトの勤務医を辞めてしまった。すると、税金を引かれた手取りが３００万円程度になってしまった。

当時は研究成果を投稿するためには、今のようにインターネット経由ではなく複数部を紙に印刷し、図は写真を焼いてそれを小包にして海外にエクスプレスメールで郵送していた。1回につき３０００～４０００円のこの送料でさえ（研究費からも下りないので）自腹で払わなければならず、自らの生活に響く。

当然、貯金は減る一方で、これでは食っていけないという事態に陥った。そして、帰国後2年目の途中で、「この生活はあと1年で限界だ」と悟った。研究をやめて臨床に徹するのか、それとも自分の可能性を試すために再渡米するのか、否が応でも選択を迫られている状況であった。

再渡米

研究はスポーツと似たところがある。世界のトップ近くに身を置き続けなければ、競争に勝つことはできない。また、研究者はアスリートと同じで、一度、長期間休んだら、世界のトップに追いつくのは至難の業となる。

当時の自分には、まだ研究をやり切った感じはなかった。光免疫療法を含めて可能性を感じるアイデアもいろいろ持っていた。そしてついに、やはり研究に没頭できる環境に身を置かなければならないと腹をくくった私は、最初の米国留学中に共同研究をして知り合ったＮＩＨのワルドマン先生に連絡を取り、２０００年の春、アメリカ癌学会の帰りにＮＩＨを訪れた。するとシニア・フェローとして雇ってもらえることになったので、再渡米することに決めた。これによって、京都大学内での着実な昇進は諦めることになった。世界最先端の研究に身を置けることは嬉しかったが、同時に背水の陣で挑むという状況でもあった。

一方、肝心の研究の進捗だが、日本に帰った段階で当初の放射性同位元素を使ったがん治療の研究にはすでに限界を感じていて、何か打開策を探す時期にきていた。

抗体に組み込んだ放射性同位元素ががん細胞を死滅させても、放射線による副作用の問題が常に横たわっていた。放射性同位元素を体外に流し出す努力をしても、抗体の大きさを変えて体外に出す速度を早くしても、がんに効果がある量を投与すると、どうしても骨髄や腎臓が被曝し、白血球の減少や腎不全が起こってしまう。放射線を使う治療法には限界を感じざるを得なかった。がんを安全に治して患者さんを救うためには、なんとしてもこの限界をクリアしなければならなかった。

　では、どうするか。がん細胞だけを叩くには、がん細胞にくっつく抗体を使うのが最適である。しかし、がんを放射性同位元素を使って放射線照射をするという、いわば毒となるもので、また本当の毒素で殺そうとする限り、体内に入れた毒はそのまま体外には出ていかない。必ず、どこかの臓器で何らかの副作用をもたらす。であるなら、毒ではない物質を体内に入れて、がん細胞にくっつくとスイッチがオンになり、毒に変わりがん細胞だけを殺す――そんな理想的なシステムを構築できないものかと考え始めた。

　このアイデア自体は２００３年頃に生まれた。問題は、毒性のない物質をいかなる方法で「毒」に変身させるか、である。答えは、いつも喉元まで出かかっているようであった。

三軍からのスタート

しかし、渡米したからといってただちに自分の研究に専念できるというわけではない。抗体医療や免疫療法に興味があり、数多くのプロジェクトに携わっているワルドマン先生の研究室の一員になっただけである。その下では、「私はこういうことにも興味があるのだが、これもやらせてもらってもいいだろうか」とおうかがいを立てなければならなかった。私自身の研究をすることは了承してもらったものの、日中はラボの与えられたプロジェクトの仕事をしながら、それ以外の時間に自分の研究の時間を捻出するというスケジュールである。私の研究テーマには理解を示してもらえていたため、経費がある程度援助されるのは救いではあったが、自分のやりたい研究のために使用できる共用機器の使用は、人がまったく使用しない夜中以降になるということがほとんどだった。

当初は、日中は自分が所属する研究室のプロジェクトをこなしながら、深夜から自分の研究に取り組むという日々を送っていた。これでは体がもたない。そこで私は、家族と住む自宅とは別に、研究室の近くにアパートを借りて、そこで仮眠を取るという生活を送っていた。機械を使えるのが深夜12時から2時まで、あるいは深夜1時から3時までという具合であるから致し方ない。

　であるから再渡米したとはいえ、私の立ち位置はメジャーではなく、三軍くらいからのスタートだったのである。

　こんな過密な生活でも挫《くじ》けなかったのは、自分の、研究者としてはまだやり残しがあるというこだわりと、とことん試さずに諦めることができない性格ゆえであったろう。研究は愚直なまでに、がんだけを見つけるというイメージングであり、がんだけを選択的に殺せるという方法である。いずれも、いままでにないものを開発するわけだが、先の光はまったく見通すことができず、必ずできるという確信も、正直まったくなかった。進んでいる方向が完全に八方ふさがりであれば諦めることができる。ただ、理論的に進むことができる道がある限り、諦めることはできない。だから、データを見て、プランを日々修正しながら研究を続けたのである。

試行錯誤の日々

　私の理論は、がんという病気はがん細胞が体内にある状態で、それを除けばよいというシンプルなものである。患者さんが副作用を伴う過酷な目に遭うのは、結局のところ、正常な細胞を傷つけるからである。であるから、バラバラと混じっていてもがん細胞だけを選択し、それだけをターゲットにして殺傷して消し去ることができれば、患者さんが苦しむことはない——これが、私の発想の揺るぎのない原点だったわけだ。

幸いにして私は化学に強かったから、手立てについてはあれこれと思いつくことができた。あまり他の医学生物学系の研究者が使っていないものの中で、「使える道具（薬剤や機器、方法論）」はいくらでもある。いかに睡眠不足になろうと、それらすべての可能性を試さずに研究の道を終える気持ちはさらさらなかった。

そのような試行錯誤の日々が2年ほど続いたある日、深夜に自分の研究に勤しむ私を見かねて、現在の上司であるピーター・チョイキが声をかけてくれた。「うちの研究室に機械があるんだけど、使っていない時間帯がある。しばらく使ってみるかい？」と。それは夕方の4時から夜8時という使いやすい時間帯で、これによって研究の効率は飛躍的に上がり、また成果も上がった。彼が、私が快適に研究ができる環境を作ってくれたのだ。

彼としては、「あなた、そんな面白い、よい研究をしているのだから」と、私の研究を評価してくれたこともあったと推測するが、孤軍奮闘している私を見るに見かねて、という同情の気持ちも大いにあっただろう。手前ミソではあるが、結局のところ、信じる研究に愚直なまでに取り組む姿勢は、いつか誰かが評価してくれるということである。彼の提案によって、私はこれまでの深夜枠に加えて、夕方から夜にかけての時間にも機械を使用できるようになった。こうして、どうしても機械を使いたいときには、他の人が終わるのを待って午前2時や3時に忍び込んで実験する必要はなくなった。

願ってもない提案

それから2年ほど研究に勤しんだ頃、ピートが、現在所属している分子イメージングプログラムを作るときに、「それだけ能力があるのだから、基礎部門のラボを一緒にやっていく気はあるか?」と、今度はさらに願ってもない提案をしてくれることになる。この頃から歯車が急速に好転していった。

また、当初私を採用してくれたラボのワルドマン先生に「こういう誘いがあるのだが」と相談したら、快く送り出していただけたので、ピートの新しいラボ（現在の分子イメージングプログラム）には円満に移ることができた。新たなラボを発足するにあたって空の部屋が

２つ与えられ、（いまの金額で）３億円くらいの予算をつけてくれ、必要な機械や備品を自由に揃えてラボを作ることを許された。準備に丸１年を要したものの、自分の思う通りのラボを作ることができた。そして、すべての時間を自分の研究のみに使うことができるようになった。

時系列でいうと、２００１年に再渡米し、05年にピートのラボに移り、１年間のセットアップ期間を経て、06年に自分の研究がやっとフルに動き始め、さまざまなアイデアを思い通りに試すことができるようになった。

京都大学からの誘い

２００９年は、私の人生にとって大きな転機となりかけた年でもあった。「なりかけた」というのはいささか不自然な言い回しだが、この言葉がふさわしい。

前述したように、私は２００１年の再渡米の際に日本でのキャリアを捨て、大げさにいうならば、不退転の覚悟で研究に臨んだ。しかし、米国に渡ってから２度ほど日本に招聘され、帰国しかけた出来事があった。

いまとなっては時効の話なので、備忘録がてら記しておくことにする。

一度目は、母校の京都大学で２００３年の末に私の出身である核医学画像診断科の教授選考に応募しないかと言われたことである。

生体肝移植の創始者である田中紘一先生とは１９９０年代前半の大学院時代から面識があり、１９９９年から２０００年に一時京都大学の助手をしていた際、また、その後、ＮＩＨで行った外科手術支援の画像診断の研究の進捗のお話をさせていただく機会があったときに私の研究に興味を持っていただいた。当時、京都大学付属病院病院長であり第２外科（肝臓外科）の教授であった田中先生から「京都大学の臨床開発を立て直してくれないか」と推していただいたことが理由であった。

その後行われた選考の講演会では、外科手術支援の画像診断と、そこから派生する光免疫治療の原型のアイデアを含めてお話しした。選考委員であった田中先生とは同級で選考責任者であった、当時京都大学医学部長の本庶佑先生のご推薦をいただいたのだが、残念ながら選考されなかった。

東京大学からの誘い

そして二度目の機会は２００９年のこと。その１年前の08年に東京大学医学部の教授に応募しないかと誘われたのだ。選考が終わってほぼ決まりかけていたちょうどそのとき、当時の麻生政権は、日本の技術開発支援として革新的研究30件に90億円、計２７００億円を日本初の科学研究に投資するという、後に「ファースト」と呼ばれる国家プロジェクトを進めていた。そのプロジェクトは「連携」を柱としていたので、当時神戸で医療機器開発関係の施設長をされていた田中紘一先生に再び援助をいただいた。ほぼできあがって特許を出す準備をしていた光免疫療法を日本の技術として進めるために、このファーストの資金を取って私の研究ごとすべて日本へ持ち帰り、東京大学と神戸で一気に臨床まで進めるのはどうか、という願ってもないお誘いだった。

東京大学の教授のポストは内定に近い状況であったので、あとはファーストが取れればということで、６０００件余りの応募から絞り込まれた60件の一つとして、総合学術会議議員（当時の議長は本庶先生）の前での最終選考のプレゼンに臨むため２００９年の夏に来日した。このプレゼンにはよい感触を持って帰米したが、その直後に政権交代が起きた。民主党政権の誕生である。その民主党政権下で２００９年の11月に実施されたのが、「行政刷新会議の事業仕分け」だった。この事業仕分けでは科学技術関連予算も俎上に載り、かなりの事業について予算計上の見送りや大幅縮減との判断がなされた。ファーストの選考と予算も、文部科学副大臣のもと、「ゼロベースで見直し」された結果、「削減」となった。その結果の混乱の中で、光免疫療法を含む私の提案は選外となり、予算獲得とはならなかった。

辞退

治療を臨床まで届けるには、通常の研究費では賄い切れないほどのお金が必要になる。あてにしていた研究予算がつかなければ、ポストだけがあっても、そこでは基礎研究の継続すら難しくなる。教授選考の責任者であった当時の東京大学医学部長の清水孝雄先生、教授選考委員長であった東京大学医学部放射線科の大友邦先生、及び光免疫療法の研究に理解と期待を持って賛同いただいた選考委員の先生方には非常に申し訳なかったが、ここでほぼ完成形に近づいていた光免疫療法の研究を滞らせるわけにはいかないと、忸怩たる思いで教授就任を辞退した。

当時、私は40代半ばである。いま振り返ると、あの政権交代がなければ、研究はここまで進展していただろうか、そして、光免疫療法は日本発の技術となっていただろうか、そんなことを思うことがある。

いまとなってはそれを検証するすべはないが、東京大学の教授という、日本の研究者としては最高の職を諦めてでも最速で研究を続けたからこそ、長年の研究がいまこのような形で結実しようとしている。日本への帰国を諦めたことも、また必然であったのかもしれない。そして、これほどの研究成果を上げることができた要因は、やはりＮＩＨでの研究の自由度の高さゆえであると感謝している。

がん細胞が死ぬ現象は生物学の領域だが、そこへたどり着くプロセスは、物理学と化学の領域である。つまり、学際領域が幾重にもまたがっている。こうした融合領域で研究を継続できたのも、ＮＩＨならではの体制であったからだと思える。

私のラボは現在でも10人程度という少人数体制で、良い共同研究者はいるが、潤沢な予算があるわけではない。そんな中、私が米国で研究を継続してきた理由は、米国政府の研究機関であるＮＩＨで私がこの光免疫療法を開発し、米国のベンチャー企業（アスピリアン社、現楽天メディカル社）にライセンスしたからという理由がある。もし、日本で研究・開発を行い、知的財産権が日本にあったならば、日本で研究に専心したことであろう。

理想は捨てない

アイデアをいかにして具現化するか——そこからが試行錯誤であった。

当初は薬剤などの化学物質を体内で別の化学物質と反応させ、無害な状態から患部で「毒」に変容させる方法を模索した。しかし、化学物質同士を体内で反応させる場合、その治療には二つの薬（化学物質）を必要とする。

そうすると、治療薬にするための治験では、二つの薬の安全性を確認する必要がある上、使う量にしても、二つの薬の量をいろいろなコンビネーションで試す必要が生じる。１剤を承認薬にするということでさえこれだけの時間と費用を費やしているのだから、２剤コンビでとなると、開発費がその分余計にかかってしまい、予算の面で到底現実的ではない。このように、開発には予算の調達の可否がつきまとうのだ。

研究がある程度成果を示したいまでこそ妥当な予算（研究費）をつけてもらえるようになったが、当時は研究に関する信頼性を何も得られていない状況である。だから、これは致し方ないことだった。だが、開発が経済的に成り立つかどうかということにはかなり悩まされた。

薬価は、原価が安くなければ安くしようがない。原価が安く、患者さんの体に害のない治療法を開発したい、実用化できた際には、患者さんに経済的な負担をかけたくない。患者さんを苦しませず、かつ治療費も安く、さらに広く使える新しい治療を――。

そんな一挙両得の治療が成り立つものか、と思われるかもしれない。実際、キムリアをはじめ、承認薬となってからも、その投薬を受けるにあたり莫大な経済的副作用を伴う治療は数え上げようとしてもキリがないほどある。保険適用といっても国家の医療財政を圧迫するものでは、結局、受けられる患者さんの該当者が絞られ、真に役立つ治療法とは言い難い。よって、あくまで患者ファーストの姿勢で取り組まなければ、実用化したとしても成功したとは言えないだろう。

私は安価な低侵襲治療の実現と、研究開発費の板挟みとなって模索し続けていた。うちの研究費程度でできる治療でなければ、世に出たときいくらかかるか分からないと、あるときからは開き直ったところもあった。

もちろん、この頃には遺伝子治療が流行っていて、ウイルスに興味があったときもあったが、ウイルスはがんを治すこともできるが正常細胞をがんにしてしまうリスクもあり、ウイルスが暴走して人類を滅ぼすものに変化してしまう可能性もある、しかも研究費が高めなので、これは到底私のラボの予算ではできないし、理想形ではないと早々に匙《さじ》を投げた。

しかし、常に理想とするがん治療のイメージがそこにある限り、まだ進める道は見えていたといっていい。

支えになった日本企業の研究協力

この研究開発過程では、私はほぼずっとアメリカのＮＩＨのラボで過ごしてきた。だが、日本の企業の援助や共同研究も大きな助けになったことは強調して述べておきたい。

今、製薬会社としてこの治療の臨床応用と商品化に携わっている楽天メディカル社（旧アスピリアン・セラピューティクス）や三木谷浩史会長との関係はすでに触れた。だが、それ以前からも基礎研究をサポートしてくださっている世界でも有数の技術を持つ日本の企業がある。

一番長くお付き合いいただいているのが島津製作所である。２０００年代の初めは分子イメージングの黎明期であった。２００１年にアメリカで大きな分子イメージングのマルチセンター組織ができたこともあって、２００２年に日本の医療機器製造企業共同体のコンソーシアムが20人程度のチームでアメリカの視察に来られた。ＮＩＨにいる日本の放射線科専門医で、新しいイメージングの研究をしているからという理由で、私がＮＩＨのイメージング関係の施設案内をすることになった。そのときには、東芝メディカル、日立メディコ、島津製作所、オリンパスなどの会社から複数名の方々が参加されていた。

翌年２００３年には、セントルイスの国際分子イメージング学会の折に、この年の視察団の方の集まりで講演する機会もあった。島津製作所からは、２００２年には和邇《わに》秀信さん、２００３年には清水公治さんが参加されていたので、その後も学会等でいろいろ情報交換させていただく機会を得られるようになった。

その後、私がＮＣＩ分子イメージングプログラムに移った２００５年には、服部重彦社長（現相談役）がメリーランド州コロンビアにあるアメリカ島津製作所のヘッドクオーターであるShimadzu Scientific Instruments（ＳＳＩ）に来られた折に、ＮＩＨのラボを訪れてくださった。親交のあった清水公治さんの勧めであったと聞いている。

その頃進めていたさまざまな研究を見ていただいたとき、服部社長から「光を使った診断や治療についてはどう思われますか」と質問をされた。私は「光を使った診断も治療も、非常に柔軟性の高い技術で新規医療技術として有望ではないか」とお答えしたのを覚えている。すると服部社長は「島津アメリカのヘッドクオーターＳＳＩは近くにあるので、もしお助けできることがあれば何でも協力させていただきたい」という申し出をいただいた。

それ以来、アメリカＳＳＩには、西村雅之さんを中心にしていろいろな技術的な援助をしてもらった。それ以降、この光免疫療法の開発についても多くの協力及び共同研究を行っている。

また、この治療が臨床治験に近づいてからは、島津製作所が研究者や技術者をこちらに派遣し、さまざまな面で協力してくださった。これによって、光免疫療法の最適化を進める仕組みを作ることが可能になった。さらに前述したように、光免疫療法の細胞殺傷の化学メカニズムは、島津アメリカＳＳＩのみならず、京都の島津製作所本社中央研究所の研究者の方々の多大な協力も得て解明することができた。

またオリンパスにも、内視鏡に関して10年以上にわたって共同研究として援助していただいている。私が東京大学の浦野泰照先生とがんだけを光らせる蛍光薬剤の試作品一号を完成させた頃、２００８年に東京大学薬学部の長野哲雄先生が主導されていた教室と共同研究所があった日野のオリンパスの中央研究所を、浦野先生と一緒に訪問させていただく機会を得た。

私はもともと消化器内視鏡学会の専門医の資格を持つ内視鏡医でもあったので、がんの診断及び治療を内視鏡下に行うことには非常に興味があった。オリンパスはエンジニア機器の専門の会社であるし、長野先生のところは化学を使った製薬ができるのだが、なかなかその間をつなぐ医学・医療としての研究の接点がないということだった。

日野の中央研究所にお邪魔した折に、私は乳児用の内視鏡で蛍光薬剤の動物実験のセットアップをしてみてはどうかと提案をし、技術者に市販の機器をベースに動物実験用の蛍光内視鏡システムを組み上げていただいた。

オリンパスの研究施設ではがんの動物実験が難しいので、その機器を東京大学の浦野先生の研究室に移送していただき、その翌年、東京大学でＮＩＨの私の研究室から供与した腫瘍を植えたマウスでこのシステムを試してみる機会を得た。そこで細かい点の改善を行った後、1号機をＮＩＨの私のラボに送ってもらうことになった。このシステムを用いて浦野先生とは「がんの広がっている場所にスプレイをするとがんだけが光る」という非常に実用的な蛍光薬剤の開発を行った。

この薬剤も、徐々にではあるが臨床応用へと進んでいる。さらに、内視鏡を使って消化管や体の深部に光を当てることで、光免疫治療を多くのがんに応用する基礎研究も、このシステムを使って続けている。オリンパスの内視鏡技術は世界でもトップクラスであるので、光免疫療法の技術と組み合わせ、さまざまながんへの光免疫療法の応用を進める研究ができてきたのは非常に有用であった。

さらにもう一つ、世界でトップの技術を持つ日本の会社が研究の協力をしてくださっている。浜松ホトニクス社である。

２０１２年、浜松での日本分子イメージング学会に招待していただいた際、浜松ホトニクスの中央研究所を訪問する機会を得た。その訪問のときに見せていただいた、世界でも最高の解像度で生きた細胞がライブで見られる顕微鏡、定量性位相差顕微鏡をこの光免疫療法の研究に使わせていただいている。

この顕微鏡も当時はまだ開発段階であったが、試作1号機をＮＩＨの私のラボに貸してくださった。その結果、光免疫療法によってがん細胞が壊れる様子をこの顕微鏡で観察することができ、細胞殺傷メカニズムを解明する大きな手掛かりになった。

私は米国で研究を続けてはいるが、このように優れた技術を持つ日本の会社による研究協力が、光免疫療法の開発に大きな助けとなったことはいうまでもない。

第五章

変容するがん医療

がん医療の変化

従来のがん治療では、どの部分に悪性腫瘍ができているのかを確認し、「臓器別」「ステージ別」に診療科が決定され、それによって治療法が決まっていた。一方、光免疫療法では、これまでと異なる方法で、「がん細胞の表面に特に多く発現するたんぱく質（抗原）の有無」によって治療法を選択し進めることとなる。

表を見ていただければ一目瞭然だが、ＥＧＦＲは発現するがんの種類が最も多く、頭頸部・皮膚・卵巣・乳・肺・胃・膵臓・大腸・子宮頸・膀胱《ぼうこう》がんといったがん細胞の膜に発現していることが分かっている。ＥＧＦＲが最も多くの固形がんをカバーするため、まずは「ＥＧＦＲ」で抗体薬を作って治験を開始したのだ。ＰＳＭＡ（前立腺特異的膜抗原）のように前立腺がんのみに発現している抗原は、どうしても後回しになる。

乳がんで見ていくと、ＥＧＦＲ、ＨＥＲ２、ＰＤ－Ｌ１といった一つのがんが、二つや三つのように複数の抗原を同時に発現しているケースもある。またＨＥＲ２を発現していない乳がんは、ＥＧＦＲが出ているというタイプが多く、悪性度が高いとされているＥＲ（エストロゲン受容体）やＨＥＲ２の発現していないトリプルネガティブの乳がんも多くはＥＧＦ

性質別がん分類	頭頸部	前立腺	虫垂	皮膚	卵巣	乳	肺	胃	膵・胆管	大腸	中皮腫	悪性リンパ	肝臓	子宮頸	膀胱
EGFR	*			*	*	*	*	*	*	*				*	*
HER2						*		*	*						*
PSMA		*													
CD25						(*)T	(*)T			(*)T		*			
Mesothelin			*		*				*		*		*		
GPC3													*		
MUC1			*			(*)			*	*					
CEA							*		*						
CD20												*			
PD-L1	*			*		*	*		*					*	
CD44（悪性度高い）	*					*	*		*					*	
FGF															*

表　主要な抗原別がん分類表

Rを発現している。したがって、いまだ決定打になるほどの有効な治療薬が登場していないトリプルネガティブの乳がんの予後改善にも期待が持てる。

また、同様に従来、進行が早い、あるいは転移しやすいことから悪性度が高いとされてきたCD44が発現する膵臓がん、肺がん、乳がんをターゲットにした治療にも光明を射すことが期待できる。これにより、ゆくゆくは8〜9割のがんをカバーすることを想定している。残りの1〜2割は、がんの細胞膜に何の抗原も発現していないある意味特異的なタイプである。

ちなみに、従来「悪性度が高い」とされてきたがんは、がん細胞の〝顔つき〟、いわゆる病理組織の形態で判断されるものであった。しかしいままでは、こうしたマーカーでもがんを識別・評価する時代になってきている。であるから、ＣＤ44、またはＰＤ－Ｌ1が発現しているがんと、そうではないがんを比較すると、前者のほうが予後が悪い、生存率が短いと判断されてきた。しかし、これはあくまで統計であり（がん患者一人一人の）個体差も生じてくるので、個別に見ると必ずしも「悪性度が高い」＝「予後が悪い」という結果にはならないということを言い添えておきたい。

将来的には膵臓がんをもカバー

一般的に、膵臓がんは致死率が高く、治療が難しいといわれる。ところが表を見ると分かるように、ＥＧＦＲ、ＭＵＣ1、ＣＥＡをはじめ、膵臓がんではさまざまなタイプの抗原が発現している。つまり、一口に膵臓がんと言っても、実はいろいろなタイプの膵臓がんがある。そして、膵臓がんに多いＣＥＡが発現するタイプは30～40％、ＭＵＣ1が発現するタイプは20～30％と、バラツキがある。これが、治療の際の課題となる。

なぜか。膵臓がんにさまざまなタイプがあるということは、それだけ多くの薬を製造しなければならないことを意味するからだ。将来的に、（理想的な形としては）できうる限り多種類の薬を揃えることができるようになれば、８割の膵臓がんはカバーできるはずだ。これは他のがんにも該当する課題だが、それぞれの薬剤の開発費用は莫大である。この点をクリアしてラインナップさえ揃えておけば、どこかには当たるであろう。

膵臓がんと同様に致死率が高く、発症率も増加している胆管がんについてはＣＥＡの発現が高いものが多い。腫瘍の場所も管の近傍であるので外側から光ファイバーを送り込みやすく、治療手技としては比較的やりやすい。その上、胆管が詰まらなければ生存期間も大幅に延びるので、こちらも大いに期待できる部位である。

このように、光免疫療法は言ってみれば、これまで生存率がよくなかった（治りにくかった、もっといえば治らなかった）がんの治療に光明が射すということでもある。

「がん」と「非がん」を分ける

このリストに挙げられている抗体は、「抗体医療」として分子標的薬で使用されているものが多く、ＨＥＲ２は「ハーセプチン」、ＣＤ20は「リツキサン」という薬品名で（抗体医療としては）よく知られている。これらは日本でも認可されている薬剤である。

そもそもこの治療での抗体の役割は、「光を当てている範囲の中で、〝がん〟と〝非がん〟を分けることさえできればいい」というものである。免疫治療（抗体そのものががんを殺す治療）として使えるほど特異性が高くなくても、部位によってはがん細胞と非がん細胞を見分けることができる抗体は存在する。したがって現在、抗体医薬としてはあまり脚光を浴びていない抗体でも、将来的には光免疫療法の主役として登場してくる可能性もある。

ここまで読んで、こんなに多種類の「抗体薬」を製造しなければならないのか、あまり現実的な話ではないのではないかと思われた方も多いかもしれない。しかし、最初の一剤の認可が得られれば、変わるのは抗体だけで、ＩＲ７００や近赤外光といった部分が変わるわけではない。だから、二剤目、三剤目以降の認可は比較的スムーズに進むはずである。

従来の分子標的薬、免疫療法との圧倒的な違い

「ハーセプチン」「リツキサン」「アバスチン」といった分子標的薬が、がんの治療の向上にある程度貢献したことは言うまでもない。特に、大腸がんや乳がんの治療とその予後の改善

に貢献したが、この分子標的薬のターゲットとならないがんについては何も変化がない。効果は、総じてまだ限定的である。

例えば、ハーセプチンは２００１年から乳がん再発時の治療薬として市販され、乳がんが再発した一部の患者さんに対して１週間に一度投与する方法で効果を発揮しているが、乳がんのすべてに効くわけではない。効果があるのはＨＥＲ２受容体が発現しているタイプの乳がんで、比率は乳がん全体の３割に該当するものである。ターゲットとなる分子を発現している細胞だけを狙い撃ちにできることでは画期的だが、時を追うにつれてターゲットが発現していないがん細胞がどんどん増えていき、治療が効かなくなる「耐性」がついてしまうことが分かってきている。

また、大腸がんの治療薬として日本で２００７年に市販が始まった抗体医薬のアバスチンは、がん細胞の増殖に欠かせない血管を作らせないようにし、がんを兵糧攻めにするメカニズムがシンプルで分かりやすいといわれている。しかし、アバスチンの効用には限界があり、この方法ではがん細胞の新たな増殖は抑制することができるが、がん細胞がすべて死に絶えるわけではなく、一度体にできたがん細胞は原理上消滅させることができない。その上、低酸素低栄養など、比較的悪い環境に強いがん細胞が生き残って治療が効きにくくなってしまうこともある。

　こうしたことを考えると、抗体医薬には予後を改善させる力があるものの、がん自体を完全に治しきれるかというと、疑問符が付く状況だ。同様に、一つの分子だけをターゲットとして狙う免疫療法やワクチン療法も、一定の効果を上げることができても、がんのすべてを捉えることができず、がんが逃げやすいという欠点を解消できない。

〝逃げたがん〟は、再び増殖を始める。結局、イタチごっこのような状況となってしまうのである。余命は延びるだろうが、最後の最後には使う薬剤がなくなり、がんのほうが逃げ切ってしまうという結末を迎えることがこれまで多くあった。

　一方、我々の「光免疫療法」は、体の中のがん細胞を破壊し、がん細胞の使える抗原をすべて免疫細胞に認識させることを可能とする。これまではターゲットがなければ、そこに対する免疫を作れなかったわけだが、我々の手法は、体の中にあるがん細胞を壊して、（減らしながら、同時に免疫力を落とさずに）そこから出てくるものをターゲットにして、免疫を作らせようという両睨みの手法である。

　直接攻撃と免疫力アップを同時に果たす治療というのはこれまでになかったといえるし、この二つを実現できなければがんとの闘いは終わらない。

ここが、この光免疫療法がほかの治療法と一線を画しているゆえんである。

薬剤耐性はつくのか

分子標的薬と同様、抗がん剤も長く投与するとどうしても体に耐性がついてしまい、徐々に効かなくなっていくという性質を持つ。これは、投薬治療の一つの限界である。いわゆる抗がん剤の薬剤耐性というのは、細胞がその治療に対して適応することによって起こることが多い。

しかし光免疫療法の場合、治療薬に対する生物学的な適応が起こるよりはるかに前に細胞が壊れてしまうのだ。したがって、そういう生物学的な適応が起こることはない、いや起こる時間がないのである。

また分子を標的にする治療、例えば既存の抗体医療やワクチン治療、CAR・T療法などの薬は、がん細胞上のある特定の分子に対して効き続けるように設計されている。その場合、がん細胞がその治療の標的分子を隠してしまうことによって治療から逃れる耐性が起こることが多い。

しかし、光免疫療法は「1回の照射でがんを死滅させる→壊れたがん細胞の多様な抗原に対する免疫を作る」のみで終わるか、1回で治りきらなかった場合でも、このプロセスを繰り返し行うことが可能となる。この治療は、投薬というより、光を当てる、手術などのような「手技」に近い治療で、既存のがん治療薬の薬効とはアプローチがまったく異なるものだ。したがって、これまでのような薬剤耐性が起こることは理論的には極めて少ないはずである。

「腫瘍崩壊症候群」は起こるか？

抗がん剤や放射線による治療によって、大量のがん細胞が短期間で壊される場合がある。その場合、がん細胞の「死がい」（成分）により、高尿酸血症、高リン酸血症、低カルシウム血症、代謝性アシドーシス（血液が酸性になること）、高カリウム血症、腎不全、呼吸不全などのいろいろな症状が生じるが、これを「腫瘍崩壊症候群」と言う。

光免疫療法では、この現象がまず起こらないことが実証されている。なぜか。実は、私たちの研究チームもそれについてまだ完全には解明できていないのだが、考えられるのは、腫瘍の中のがん細胞のみを選択的に壊しているからだろうか。

例えば、ＰＴＴ（フォトサーマルセラピー）のように光で熱を出して焼いてしまう治療法などでは、腫瘍内の細胞はがん細胞も正常細胞もすべて壊れるので、腫瘍崩壊症候群を心配しなければならない。また、悪性リンパ腫でケモ・ラディエーション（一定期間、集中的に放射線を当てる治療のこと）を行うと、リンパ腫細胞は密度が高く細胞数が多い上、抗がん剤と放射線のどちらにも反応しやすいので、一気に多くの細胞が壊れることで腫瘍崩壊症候群が起こる。

また、血管を詰めて細胞を窒息させて殺してしまうと、正常細胞もがん細胞も同時に死滅してしまい、腫瘍崩壊症候群が起こる。これに対して光免疫療法は、がん細胞だけをターゲットにして壊しているので、正常な血管や間質の免疫細胞や線維芽細胞などの正常細胞はすべて健常な状態を維持でき、前述の治療のように腫瘍の中の細胞をすべて壊しているわけではないので、壊れる細胞の絶対数は多くはない。さらに、扱う腫瘍が局所のがんであるから、がん細胞の数が体の大きさに比べると比率的にも大きくないのである。

実際にマウスに作った腫瘍モデルでも、体重の５％を超える相当大きな腫瘍に対して強力な治療を行うと、腫瘍崩壊症候群のような症状が起きる場合もあるが、これほどの大きさのあるがんを持った患者さんに対して治療することは現実的ではない。

従来の免疫療法の限界

従来の免疫療法は、がんを直接殺すことはなく、あくまで免疫を活性化する手法である。これは、患者さんの体の中ですでに闘っている免疫を高めるようにするものか、がんに発現している特定のたんぱくに対して免疫を作るという手法だ。しかし、この手法では、患者さんの中でのがんに対する免疫がもともと十分でないか、がんが、その免疫を作ったたんぱくを出さなくなれば、当然効果はなくなってしまう。

ということは、この手法では効果としては免疫を賦活することはできるが、数十億個以上あるがん細胞を「皆殺し」にするにはまだ高いハードルがある。免疫が上がっただけで、その免疫細胞ががん細胞を殺してくれなければ、がん細胞は減らないのだ。よって、がんを一時的に制御することはできても、がんが二度と出てくることがないくらいに消滅させて、完治させることまではなかなかできない。

繰り返しになるが、我々の光免疫療法は従来の「免疫療法」とはまったく異なる治療法だ。

光免疫療法の特徴は、がん細胞そのものを選択的に直接狙って、それを大幅に減らすという点にある。しかも、これまでの多くの免疫療法と違い、がん細胞上のある特定のたんぱくに対して免疫ができるわけではない。例えば、がん細胞に過剰発現しているＥＧＦＲを狙って光免疫療法でがん細胞を壊したとすると、このがん細胞の種々の特異な抗原に対する（ＥＧＦＲとは限らない）免疫ができる。そういう多種の抗原に対する免疫ができたら、同じ腫瘍の中でＥＧＦＲの発現がないために、生き残ることができるがん細胞に対しても、光免疫療法で壊すことによって見つかった別の抗原を、免疫細胞が狙って攻撃してくれるというわけである。

免疫とは何か

そもそも、免疫とはなんであろうか。

免疫とは、一言でいえば外敵からの防御システムである。菌やウイルスのように、免疫というものは、通常、体の外から来たものに対して体の機能が壊れないように防衛するのが主たる役割だが、体の中でできるがんに対しても、その防御に一定の役割を持っている。

がんは「悪性新生物」とも呼ばれ、もともとは自分の体の細胞からできたものではあるが、元来存在しない細胞でもある。だから、ある意味でがん細胞は「エイリアン＝外敵」と呼べるものかもしれない。正常な細胞が間違ってがんになってしまった場合、数が少ないうちに免疫が正常に働くことで、その細胞を破壊して除去してくれる働きを担っている。

私たちの体内には37兆個もの細胞があり、１秒間に４０００万個の細胞が壊れ、新しい細胞が再生されている。この新陳代謝の働きによって、私たちは健康な体を維持し続けられるのである。

若い人はたいてい免疫がスムーズに働くので、がん細胞ができても瞬時に免疫が殺してくれる。しかし高齢になったり、ストレスや栄養バランスの偏りなどで免疫の働きが鈍くなると、新陳代謝がスムーズにいかなくなる。これによって人はがんに罹患する。

いま世界を騒がせている新型コロナウイルスも、患者さんと濃厚接触をしても罹患する人としない人がいるのは、この免疫力が左右しているからであり、免疫力のアップが感染症対策の切り札でもある。

自然免疫と獲得免疫

免疫には、体に備わっていて初期対応に携わる「自然免疫」(innate)と、外敵と闘う中で備わる「獲得免疫」(acquired)とがあり、この二つの仕組みが相互に機能している。自然免疫は肉眼で見ることのできる大きな細胞も含まれ、いわば免疫系の外敵への窓口ともいえる機能、そして体内に入った異物を認識する役割を持つ。「樹状細胞」や「単球」「マクロファージ」なる細胞がここに含まれる。

がん免疫療法では獲得免疫、とりわけＴ細胞応答が注目されているが、自然免疫の抗腫瘍免疫応答の関わりも重要である。

自然免疫に関わる細胞は、獲得免疫に関わるＴ細胞のように抗原特異的な受容体は持たないが、がん細胞に対して、パーフォリン、グランザイム、ＩＦＴ－γ、ＴＮＦ－α及びFas-Fasリガンドを介する免疫応答を引き起こし、殺傷効果を示す。

獲得免疫に関わるＴ細胞及びＢ細胞は、抗原特異的受容体を持ち、抗原刺激により活性化され、免疫応答を引き起こす。細胞に遺伝子変異が蓄積することによりがん化することから、がん細胞には正常細胞では発現が見られないたんぱく質や、変異を伴ったたんぱく質など新たに出現するたんぱく質（がん抗原）が出現する。これらは獲得免疫から異物とみなされ免疫応答の標的となる。

自然免疫と獲得免疫を俯瞰してみると、自然免疫は獲得免疫を始動させる引き金でもあり、免疫システムを働かせる基盤でもあると捉えられる。自然免疫と獲得免疫を比較してみると、四つの違いに大別することができる。

一つ目の違いは、自然免疫はほぼすべての生物が生まれながらに持っている生体防衛の仕組みであるのに対し、獲得免疫は進化の果てに脊椎動物が備えるようになった病原体の撃退システムであることだ。

二つ目の違いは、獲得免疫が一度出合った相手をきっちりと覚えてしまう能力を持っているのに対し、自然免疫は相手を覚える能力を備えてはいないという点。

三つ目の違いは、獲得免疫は効果が出るのにかなりの時間を要するのに対し、自然免疫は外敵の存在を見つけるや、マクロファージが病原体センサーの Toll-like receptor（TLR）を付してただちに攻撃を開始するという点にある。このように自然免疫の細胞は、お馴染みの敵であれば、難なく認識・排除することはできるのだが、厄介な敵も、人類の進化とともに現れるようになっている。

これに立ち向かうために機能するのが、四つ目の違いである免疫に特有の概念である「特異性」に関するものだ。「自然免疫」が、体に侵入した病原体がなんであれ敵を攻撃するのに対し、「獲得免疫」は、新たに現れた「一つの外敵を攻撃」する力を持っている。主に活躍する細胞、B細胞とT細胞系のリンパ球である。人間が進化する限り、病も進化する。その中で、非常に優れた対抗機能を担うのがこれらのリンパ球である。この免疫システムは、がんや馴染みのない病気にも立ち向かい、攻撃し、記憶することによって、次に侵入を受けたときに体を防御する重要な役割を果たしている。

であるから、こうした後天的な獲得免疫を得られなければ、なかなか病気に対する抵抗性や免疫はつかないのである。

制御性T細胞（Treg細胞）の発見

一方、免疫は過剰に働いても自己免疫疾患という病気を引き起こしてしまう。例えば、体内に「いま何々の菌が入ったから武器を作ってくれ」という指令が働いたとしよう。このとき、過剰に武器を作らないよう、ブレーキ役となるTreg細胞という免疫細胞が発動するのである。
Treg細胞とは、四半世紀前に免疫学の研究者である大阪大学の坂口志文先生によって発見され、がん治療をはじめ免疫系の病気の改善に劇的な進化をもたらす可能性のある免疫細胞を指す。免疫応答の抑制に特化したＴ細胞で、大部分は胸腺で産生される。細胞表面マーカーとしてＣＤ25を発現し、核内には転写因子ＦＯＸＰ３を特異的に発現する。免疫自己寛容、免疫恒常性の維持に不可欠であり、その異常は自己免疫疾患、アレルギー、炎症性腸疾患などさまざまな免疫疾患の原因となる。

この細胞の役割については現在も研究が続けられているが、免疫反応の抑制と均衡を取る上で不可欠なプレーヤーだということが判明してきている。Treg細胞はある意味、免疫バトルにおいて常に停戦を呼びかけようとする細胞だ。Treg細胞の反応を刺激することと、Treg細胞を下方調節することは、免疫反応を最適な状態に保つことにとって両方とも重要な調節機構である。

抗体医療の限界

乳がんのＨＥＲ２はがん細胞の表面に多量に発現するたんぱく質であり、多く見積もって（乳がんの）３割がこのＨＥＲ２の発現が多いタイプである。

光免疫療法は、抗体を用いた方法ではある。しかし、「抗体」分子だけという薬は、抗体を介した免疫作用や受容体の結合阻害などの機序を介して薬効を出して、がんを殺す治療薬として機能することができるが、それ自体のがん細胞を殺傷する効果はあまり高くはない。

使用する抗体を全身に投与することになるので、抗体医療に役立てるためには、がん細胞には抗体がくっつく抗原が発現しているが、ほかの正常な細胞にはその抗原がほとんど出ていないというものでなければ、正常な細胞にも副作用が出てしまうので使えない。前述したＨＥＲ２ががん以外の部位に発現していては、これに対応する「ハーセプチン」という抗体医薬がたどり着く先を見誤ってしまうというわけである。この例として稀にではあるが、心筋にＨＥＲ２の発現がある患者で心臓の機能障害が副作用として出ることも報告されている。

こうしたことから、抗体医療に使うことができるターゲットの抗原はかなり限定されてしまうことが理解いただけるだろう。

では、我々の光免疫療法はどうだろうか。

抗体医療では、抗体が（抗原に）くっつくという（作用）が働かなければ、がんを壊すことができない。だからこのプロセスが非常に重要なファーストステップになる。また、一つの抗体分子ではどの薬効も働くことができないので、がん細胞にはかなり多量の抗体分子を届けなければならない。従来のがん治療では、すべてのがん細胞にかなりの量の抗体がアプローチできなければ、がん細胞を破壊することはできないと考えてきた。すべての細胞に抗体を届けるには、さらに大量の抗体を何回にも分けて投与しなければならない。その上、腫瘍の中にはターゲットの抗原を発現しないがん細胞も少ないながら混ざっているので、そのような細胞には抗体は効かない。すると、体内ではそのような抗体のくっつく抗原のない細胞が生き残って、抗体の効かない腫瘍がまた育ってきてしまう。このように、これまでの抗体医療はがんを残らず攻略して完治させることがなかなかできなかった。

それに対して光免疫療法は、7～8割のがん細胞を壊してしまえれば、抗体のくっつくターゲットに使わなかった別の複数の抗原に対する免疫ができて、その抗原を介して残ったがんを攻撃してくれるという二段構えの理論で設計されている。

ということは、最初からすべてのがん細胞を殺さなくてもいいことになる。数億、いや数十億個もあるがん細胞が体内にあった場合、そのすべてをがんを攻撃する抗体だけで壊す、死滅させるというのは相当難しい闘いだ。だから、がん細胞のいくつかは「取り逃す」可能性があるという前提で治療を考えたほうがいいことになる。そして、いま治療しているがん細胞に対する免疫をしっかり作っておくことで、そのがんが再発しないような盤石の体制を治療として整えるのである。

一つのがんに二つのマーカーが出ているケースもある。例えば、あるトリプルネガティブの乳がんを抱える患者さんのがん細胞に、ＥＧＦＲとＣＤ44が発現していたと考えてみよう。光免疫療法では、1回目はＥＧＦＲで治療し、2回目はＣＤ44で治療する、ということも可能である。また、あるいは同時に二つの薬剤をカクテルのように混ぜて体内に投与し、光を照射すると効果が得られやすくなると考えられる。

ただし現実的には、多くの抗体でそれぞれ薬剤をすべて揃えるというのはコスト面で大変高価になる。すべてのがんを、できるだけ少ない種類の薬でカバーできる治療にしなければならない。

がんを直接壊し、免疫も作る同時併用のメリット

前述したように、光免疫療法の優れたところは、がん細胞を直接攻撃するほかに、がん細胞を守る免疫抑制細胞（Treg細胞など）を叩く、「両睨み」の方法であるということだ。同時に用いる方法は極めて効果がある。

もちろん、二つの方法は別個の治療法としても十分に成立する。だが、最終的には、同時に行うことを目標に開発を進めている。がん細胞を直接攻撃する方法の奏効率は高いが、完全奏効率は３～４割程度と推測される。一方、免疫抑制細胞を叩く治療法は、かなりの転移がんを防ぐ効果が見込まれる。マウスを使った実験では、この二つの治療法を同時に用いれば、非常に高い完全奏効率が得られることが証明できている。

九州大学から私のラボに来ている丸岡保博が、（マウスの実験で）がん細胞を壊しながらTreg細胞を同時に壊すとどうなるかという実験を行っている。がん細胞にくっつく抗体とTreg細胞に結合する抗体とを混ぜて光を照射する方法で観察しているが、手技としては、注射器１本で１回光を照射するだけである。結果としては、がんを壊しながらしっかり免疫力も増強するという点で、やはり効果は高く、１回の治療で６割程度のマウスが完治してい

る。それまでピクリともしなかった免疫がしっかり働くことが確認できている。

免疫チェックポイント阻害剤の限界

ここで、２０１８年にノーベル生理学・医学賞の受賞につながった「チェックポイント阻害剤」について言及しておきたい。

抗がん剤の多くはがん細胞を攻撃する働きをするのに対し、チェックポイント阻害剤はがん細胞を攻撃する免疫を助ける作用を持つ。この薬が登場した頃、転移性のがん患者の方に薬を投与したところ、短期間に腫瘍が小さくなって寛解に至るほどの効果があったケースがあり、「夢の新薬」と謳《うた》われ期待を集めた。しかし現在、チェックポイント阻害剤によるがん治療を行った際、急激にがんが悪化してしまうケースがあることが論文や学会などで報告されている。これは、免疫チェックポイント阻害剤が、がんを攻撃するリンパ球の機能自体を抑え込んでしまう可能性があるからで、一気にがんが画像上で確認できなくなるくらい著効するケースがある一方で、１割程度悪くなるケースもあるという報告もある。

どのような性質のがんであればよく効くのか、あるいは悪くなるのかといったことまでは完全には判明していない。がん細胞側に「PD－L1」がたくさん発現していればよく効き、がん細胞をブロックできるかというとそうでもないようである。Treg細胞も、がんを攻撃するリンパ球と同様に免疫チェックポイント阻害剤で活性化されるため、この機能によって免疫が効きにくくなるのではないかという報告もある。

がん細胞の中に含有するリンパ球は、患者さん一人一人みな異なるので、がんに対する免疫反応も千差万別といえる。質のいいリンパ球、そうではない働きの鈍いリンパ球とさまざまで、「お尻を叩けば」すぐに働くかどうか、投与してみないことにはその見極めは難しい。

「選べる治療」へ

先述した通り、今後の展望としては、さらなる目標として、どんな患者さんにどういう免疫を増強していくと、がんを寛解させることができるか、再発・転移しないよう完治させられるかをあらかじめ診断できるようにしたい。一か八かチャレンジなどというハイリスクな治療は、極力回避したい。いわば、患者さんを選べる治療にしていくということ。患者さんを区別することなく免疫を増強すると、自己免疫疾患になったり、チェックポイント阻害剤が抱える急性増悪の危険性などの問題が生じる。個別の患者さんに対応できるよう、必要な免疫を活性化するという治療は最終目標に近い。

治療効果をどう確認するか

治療効果をどう確認するか。米国でのフェーズⅠ、フェーズⅡにおいて、すでに治療効果は確認している。だが、ＦＤＡは腫瘍の大きさだけに着目して効果の判定をしているという問題がある。

私としては、光免疫療法では、この効果判定には若干不利な点があることを強調しておきたい。ＦＤＡのレジスト基準として、ＣＴか、もしくは目視で腫瘍径を測らなくてはならない。光免疫療法で治療を行った場合、がん細胞はすべて死滅していても、腫瘍の中の正常細胞は残存している。だから、そこにがん細胞があろうとなかろうと、正常の細胞である腫瘍の間質（血管や免疫細胞、線維芽細胞など）を測ったとしたら、「がんが残った」と認定されてしまうことになる。

ＦＤＧ－ＰＥＴ（以下、ＰＥＴ検査）での判定の場合、がんの生死を直接目で確かめることができる。塊があったとしても、その中にがん細胞がどれだけ残っているのかを一目瞭然で判定できるのだ。だが、ＦＤＡはいまだＰＥＴによる腫瘍効果判定を採用していない。大きさだけで判定してしまうと、効果を見誤ってしまう。ちなみに、ＰＥＴ検査というのは、がん細胞が糖しか食べないことから、がんを見つけやすいという意味では優れた検査法である。数ミリのがんも捉えるという特性を考えると、腫瘍が目に見える形で残っていたとしても、腫瘍が光っていなければ、がんはほぼないとみなすことができる。

治療痕がきれいに消える

治療痕はどのようなものになるか。患者さんのプライバシー保護の観点から現時点では実際のケースをお見せすることはできないのだが、頭頸部がん患者さんの例を記そう。この患者さんの腫瘍は、皮膚を突き破っているほどにがんが進行していた。だが、光免疫療法で治療を行うと、しばらくは皮膚のダメージがあったが、たった２ヶ月程度で、縫合や形成手術などを行うことをしなくても瘢痕まできれいに消えて表面の皮膚が再生した。これは、光免疫療法という選択的治療の理想的なケースだった。

放射線治療では、ほぼ正常な組織も皆殺しにしていくので、ここまで自然に再生するケースはないと言い切ってもいいだろう。ちなみに放射線の副作用の大きな問題は、一番最初に免疫細胞が大きなダメージを受けてしまうという点にある。つまり、がんを死滅させることはできるけれども、同時にがんを抑制する免疫細胞もいなくなってしまうというのが、放射線治療が抱える矛盾である。

もう一例を記そう。例えば口腔がんで、口の中にできた腫瘍に光免疫療法を施したら、表面のがん細胞がかさぶたのような状態になり、最終的に死滅したらボロボロと剥がれ落ちた。これは、治療効果が一目瞭然で判断しやすいケースだった。

一方、口腔がんでも、皮膚を被《おお》っている（奥に腫瘍がある）場合、正常な細胞を残してがん細胞のみを破壊すると、もともとそこにあった腫瘍の形状は数日から2週間程度の間、ある程度残存してしまう。前述した通り、腫瘍の大きさで治療効果を判定すると、正しい結果を判定してもらえないというケースである。しかし、残存しているのは、あくまでがんがなくなった後の正常組織である。

がんの腫瘍は、2～3ミリ程度なら血管を形成することはないが、それ以上の大きさになってくると、腫瘍にも新しい血管ができる。がんに、栄養補給などを行う役目を担っているのである。

いつ行うのが合理的か

光免疫療法は、いつ行うのが合理的か。光免疫療法が、がんを死滅させるのと同時に、免疫細胞も活性化するという両睨みの手法であることは何度も述べた。

しかし、この免疫細胞が、体内にほぼいなくなってしまうという事態がしばしば発生する。放射線照射によっていちばん先に死滅するのは免疫細胞である。そして幹細胞にもダメージがあり再生することはない。

先日出席した日本のある学会で、放射線治療と免疫療法を同時に行うという治療法についての発表を拝聴したが、私はこれに異を唱えた。「放射線と免疫療法の併用はすごく効果がある」という発表には「矛盾していると思う」と申し上げたのだ。

放射線治療で、がん細胞が死滅するほどの線量を照射してしまった後に免疫療法で免疫を賦活したいということだったが、それはがんと闘っていたT細胞をきれいに取り去った後、何も（T細胞の）ないところに施しているということ。T細胞がいないところをどう押しても免疫を賦活できるわけがないのだ。放射線照射をすると、少なくとも治療中の6〜8週間はT細胞はいなくなると考えるべきである。

理論的に矛盾しているが、しかしフォローする意味で、仮に免疫療法を施すならば「放射線治療で落ちた免疫を若干レスキューする」というのであれば理解できる、との指摘をした。

ここでまとめておくと、免疫療法は放射線治療と同時にやっても意味がないのだが、そもそも、

①放射線治療前に免疫を効かせたいのか

②放射線治療で落ちた免疫をレスキューしたいのか

を明確に考えた上で行うべきではないかということ。放射線療法と免疫療法を組み合わせて行うことを否定しているわけではないのだが、意味のあるタイミングでやらなければ意味がないということだ。

標準治療をパスするのは禁物

（条件付きではあるものの）薬事承認を得た今、私は、ゆくゆくは侵襲のないこの光免疫療法を治療の第一の選択として施すのが理想であると思っている。そして、腫瘍が完全に消失とはいかなかった場合でも、この療法で腫瘍が縮小したのであれば、その後、侵襲のある手術などに進んでいくのがよいと私は考えている。しかし、保険適用されるのは、今はまだ頭頸部がんの進行症例のみに限定される。

　私の元には「いつ日本で治療が受けられるのか」という問い合わせが（国内で治験が始まる前までに）２０００件以上寄せられた。具体的なことは記せないが、中には「だんだん腫瘍が大きくなってくるが、どうしても従来の治療法に踏み切れず、侵襲のない光免疫療法であれば受けたい」という切実な訴えがある。治験が開始され、いろいろな規制のために私からは一人一人の方に返信をすることが規則上叶わなくなったが、一つ言えることは、いまは該当する頭頸部がんの方以外は、受けられる標準治療を優先することが何よりだということだ。過度な期待やこの治療を受けられることを期待して標準治療をパスするということは禁物だということである。

条件に該当するのであれば、腫瘍が小さくなるなどの効果が期待できるのだから、将来的には光免疫療法がファーストステップとなってほしい。腫瘍が小さくなれば、縮小手術を受けることが可能となってくる。女性にとっては、顔や胸（乳がん）、子宮、卵巣など、「生きていく上でこの一線だけは越えたくない」という部位にがんが発生し、見た目の問題で非常にその後のダメージが著しい部位にできるがんについては、我々の治療法を第一の選択にしてもらう意義は大いにあると思える。

コスメティックの面で、いかにきれいに治すかということを追求する時代にも突入している。その観点から、乳がんの治療現場でも光免疫療法の導入が検討される医療機関が出てきている。この治療は、行った後でもほかの三大治療を妨げる要素がないので、将来的には、可能であればまず手術の前にこの治療を行い、腫瘍を限りなく小さくしてから切除するのが患者のＱＯＬを高めるものと確信している。

術前化学療法というのは、手術の前に抗がん剤を投与し、腫瘍を縮小させてから切除するという方法である。だが、この療法では患者さんのダメージが大きい。放射線も同様で、50グレイを照射したとしても25日の日数を要することや、照射した領域の組織は傷が治癒しにくくなるため、手術がしづらくなるというデメリットがあった。光免疫療法では正味２日間だけで済むし、動物実験の結果では、傷の治りにもまったく影響がない。このことから、最初に光免疫療法を行ってがんを小さくすることは、その後に行う手術や他の治療の妨げとならないことは理解いただけるだろう。

「使える治療」に

口腔がんを患う方が、どうしても顎の切除手術に踏み切れないために、食べ物を口から摂ることができず、次第に衰えていくケースがある。これまでは、こうした患者さんに対してなす術《すべ》はなかった。たとえ手術でがんが治ったとしても、顎を手術すればどうしても見た目の問題が残る。その後の長い人生のことを考えると、切除手術を躊躇《ちゅうちょ》する気持ちはよく理解できる。

私はこれまで、乳がんの患者さんにも多く治療を施してきた。胸壁にがんが再発した患者さんで、肋骨にも浸潤しているとオペでがんを取り除くことが難しくなる。次第にがんの部分が腐ってしまい、放射線照射しか打つ手がなくなるのだが、効果を得るのも難しい。

この方は、次第に強くなるがんの匂いに難渋された。この方だけではなく、がんの患者さんは進行してくると、その匂いに一層苦しめられることが少なくない。がんは特有の匂いがあるといわれるが、そもそもは脂肪組織なので、ある程度進行してくると刺激臭を発する。自分の体の内部でそうした匂いを発するというのはいかに苦痛か。入院治療であれば、そのためにわざわざ個室に入室しなくてはならないケースもあり、ご本人にもご家族にとっても堪え難い。我々のこの治療は、がんの方々のＱＯＬを含めても、使える治療になることを確信している。

世界に広がっていく手応え

学会などに招かれて講演をすることが、この1〜2年で急激に増えた。２０１９年は、１ヶ月に２度日本へ帰国する機会もあった。全米はもとより、アジアや欧州でもこの治療法を研究する医療機関が増え、１年で地球を何周もする中で、この治療はおおむね受け入れられているという手応えを日に日に感じている。現在、シンガポールや米国では（手術の前に）術前療法として光免疫療法を取り入れようという動きもある。

質のよいリンパ球をいかに作るか

がん細胞の中にいるリンパ球は、当然のことながら、患者さんによってその強弱が異なる。患者さんによってがんがすべて違うように、がんに対する免疫反応も異なる。ただし、もともと抜群に良好なリンパ球の持ち主であればがんにはならないので、がんになる人は、あえていえばある程度「負けた」状況から始まっているとも言えるだろう。

チェックポイント阻害剤でがんを叩いたときに、急性増悪する患者さんが1割程度いるということは前述したが、急性増悪が起こるのは、チェックポイント阻害剤がTreg細胞への刺激を介して、がんを攻撃するリンパ球の機能自体を抑え込んでしまっている可能性が考えられる。それにより、がん細胞が急激に増えるようになるという理論は理にかなっている。

だが、そのがん細胞の中にいるリンパ球はすべて、性質や種類が異なる。つまり、質のいいリンパ球を持っている患者さんもいれば、がんをあまり認識していない、あるいはかえってがんの成長を助けてしまっているリンパ球だけががんの中にいる患者さんもいるわけである。だから、リンパ球のお尻を叩いても、たいして働いてくれない場合があり、また、お尻を叩けばすごくよく稼働してくれるリンパ球もいるのである。その差異をあらかじめ見極めることができないのが厄介なのだが、現在の私たちの研究では、がんをきれいに壊すことで、新たにがんの特異な抗原を全部免疫にさらすことにより、（がんを認識できる）質のよいリンパ球を新たに作り出すことができる。つまり、がんをきれいに壊すことで、リンパ球が認識できる抗原の種類はちゃんと増えてくる、そして、増えるだけではなく、がんを認識できる抗原に対して強くくっつくのである。強くくっつくことにより、たくさんがんを殺せるという好循環が生まれる。やはり、リンパ球にもいろいろな性質があり、強いリンパ球、弱いリンパ球、ちゃんと機能するリンパ球、ほどほどに機能するリンパ球とあるわけだ。

　これは最終到達点として目指すところだが、質のよいリンパ球をしっかり作ることにより、それがメモリーとなってしまえば、同じがんが再発する恐れがなくなる。ということは、よいリンパ球のメモリーをどれだけたくさん作れるかが、がんと闘う武器になる。このよいリンパ球を作るという意味でも、光免疫療法をいつ施すかが肝心になってくる。リンパ球‥がんに抵抗する側が、抗がん剤、放射線、手術で疲弊する前に、やはり最初の段階で、（光免疫療法で）叩いておくことがベストであると言い切ることができる。

終章

医療の未来が変わる

若年がんにも光を当てなければならない

人はいつか必ず死ぬ。これは自明の理だ。私の父はすでに他界し、母は現在、87歳で一人暮らし。私は一人息子であったので、幼い頃から両親の面倒は見なければならないと思ってきた。学会などで日本に帰ってきた際は、なるべく兵庫県西宮市にある自宅を訪れている。親が先に逝くことは致し方ないことなので、私は覚悟を持って親と接しているが、親が生きているうちは健康に留意し、元気で生きていかなければならないと思っている。

私がやるせないのは、お子さんを小児がんや若年がんで失われる方だ。親御さんの悲しみに暮れる姿に医師として接するとき、その思いを強くする。逆縁ほど、無念で辛《つら》いことはないだろうとつくづく思う。

小児がん、若年がんに対しても、何としても光を当てなければという思いを私は強く持っている。私の治療法は綴ってきた通り、1剤を開発し承認薬とするのに多くの費用と期間を要した。患者数の少ない小児がんの「芽腫」や「ブラストーマ」といった、年間何十人しか発症せず、また治療法の確立されていない希少がんであれば、どうしても研究や開発は後回しになってしまう。

こうした希少がんに対しては、政府がある程度の公的資金で開発に着手してくれることを願うばかりである。

外科手術がなくなる日

放射線機器が１台数億、あるいは数百億と高額であるのに対し、我々の光免疫療法で主となる治療機器の光発生装置（レーザー）は、１台を特注で製造してもらったとしても３００万円程度で済む。さらに、この機器は何度でも使用できる。開発費のほとんどは治験にかかる費用になるのでそこは減らすことができないが、実費が安いことは大きなメリットである。がんを患っている患者さんの中には、健康保険の利かない自由診療で莫大な医療費負担に苦しめられる人がいることからも、安価で受けられるということは大きなメリットとなる。

余談になるが、生体肝移植で高名な私の師である田中紘一先生とお会いした際、「この治療が日の目を見れば、本来オペの対象であった患者さんの多くが、オペをしなくてもよくなってしまいますよ」と申し上げた。すると田中先生は、「いや、それはそれでいいんや。患者さんが手術せんで治るんやったら、それがいちばんや」と言い切ってくださった。田中先生は、ご自身の領域である外科手術を否定されたと捉えるような方ではないのだ。

多くの医師が引き受けることを拒んだ患者さんのたっての願いで、生体肝移植の執刀を引き受けておられた田中先生は、国内では超トップの外科医である。その田中先生がそのようにおっしゃるのだから、私にとってはこの言葉が励みにならないわけはない。

さらに、田中先生は「僕のライフワークはこの治療を患者さんに届けられるようにすることでもある。認可されたときは、光免疫療法に特化した病院を設立しましょう」とまで励ましてくださった。

この治療をすべて保険診療でやろうとするなら、まだ10年を要するのは間違いなさそうだが、最初のＥＧＦＲだけでも認められ、認可薬とすることができれば、頭頸部以外の部位でも、希望する患者さんに治療ができるようになればいい。そのために早期承認という形で適応拡大の認可が下りれば、多くの患者の実際の治療につながっていく。

フェイクニュースに騙されるな

認可されるまでには、話せないことが山積していた。

最も辛かったのは、認可が下りていない段階で、「この治療の効果」を宣伝してはいけないという大原則だった。個々の患者さんからの問い合わせも、答えによってはこの規則に抵触する可能性があったので、当初はすべての方にお返事を書いていたが、ある時期にそういう指摘があってから、認可の妨げになってはいけないと返事を書くことも自粛した。

そんな中、この数年、帰国時にマスコミの取材に応じることも増えてきた。だが、一方で「光免疫療法」について医療サイトや個人の方のブログなどで取り上げられているのを目にする機会もある。もちろん、すべてに目を通せているわけではない。たまたま目にする機会があるといったほうが正しいだろう。しかし、ブログやツイッターには不正確に記されていることが実に多く散見される。その一つ一つに私があえて訂正を求める必要はないと思っているが、切実な情報を求めてそこにたどり着く人もいる。だから、光免疫療法について書かれたものに対しては、フェイクニュースや噂の類も多々散見されることを心得ていただきたい。私に直接取材し、新聞社や出版社から発行されているもので、かつ取材にあたったジャーナリストの署名記事であれば問題ない。それらは、私がきちんと取材依頼に応じ、記事の内容もチェックしているからだ。

ビッグデータを応用した個別医療へ

体内でがんを治していくためには、最後は免疫細胞とがんとの一騎打ちになる。この一騎打ちを、一人一人のビッグデータを用いて解析していく日も、そう遠くない未来に訪れそうだ。

ビッグデータは、典型的なデータベースのソフトウェアが把握・蓄積・運用・分析できる能力を超えたサイズのデータである。昨今のビジネスシーンだけで活用するものではなく、医療現場でもビッグデータの活用は大きな可能性に満ちている。

そして中でも、いま、創薬分野への応用がかなり期待されている。

ということは、光免疫療法もある意味で「それぞれの患者に適切な薬を使うこと」が成功の鍵であるから、未来の展望としては、このビッグデータを応用した個別医療こそさらなる飛躍の鍵になるといえよう。

特に強固にタッグを組んでいる楽天メディカル社は、親会社がＡＩ、ＩＴに強いので画像データとしてがん細胞を読み解くには理想的な条件が揃っている。

医療の未来

がんと免疫細胞との闘いは、何億対何億という規模になる。このように複雑であるからこそ、コンピュータでなければ分析できない要素がある。がん細胞を殺しにいく免疫とは、刀でズバッと切るくらいに標的に対して接近しなければ殺すことはできない。

人の体内では、約10億のがん細胞と、およそ数億の免疫細胞がそれぞれ一対一で闘っている。これをデータ化すると、膨大な量になる。データ解析では、がん細胞と免疫細胞の距離はどのくらいであるかといった分析が可能になる。同じ数の細胞であっても、細胞同士がどれだけ分かれているか、いかに入り混じっているかということを見渡すことも肝心になる。

このように意味のあるデータをどんどん蓄積し、それを解析してＡＩを用いると、どの（配置図の）患者さんにはどの治療を施せばよいかということを個々の患者さんで予測して指針を立てることも可能になるわけである。

最近は天気予報でもＡＩ予測なるものを実施しており、人間が行う予報より正確になってきているといわれている。がんの抗原性も、それぞれの患者さんの体の免疫もそれぞれ違っているが、症例を重ねて、がんと免疫細胞が闘っているデータを病理組織標本から集積していくことで、最適の光免疫療法も変わっていくはずである。

我々も、これからさまざまな抗体が使えるようになったら、どのような抗体と抗体を混ぜ合わせたカクテル療法で、どのようにがん細胞を壊し、どのように免疫を活性化させるかを考えるときが来る。そのようなときには、このビッグデータを用いたＡＩで、個々の患者に対してよりよい光免疫療法の抗体や、同時に使う薬剤選択の方針を決定できるようになるかもしれない。

これには、かなりのビッグデータが必要であるということが理解いただけるだろう。となると、ビッグデータの解析は完全にＡＩの出番となる。それぞれの人がどこを歩いているかというデータを解析して、一つの街をＡＩでマネージメントすることができるようになってきたのだから、がんも細胞の位置関係をビッグデータという形で取ってＡＩで処理して、実際に治療しているドクターに届けられる時代になればさらに的確な治療の糧となり、それががん医療の、そして光免疫療法の飛躍と進展となることは間違いないだろう。

あとがき

二つのマイルストーン

光免疫療法の着想から約30年に及ぶ研究生活の中で、いま最も高いハードルを越えたという思いを私は抱いている。

2020年9月25日、厚生労働省により、光免疫療法で使われる新薬「アキャルックス点滴静注」が正式に薬事承認されることとなった。最終段階である第3相治験結果を待たずして承認されるという、「先駆け」と「条件付き」の特例制度が適用されてのことである。

対象となるのは、手術や放射線などの療法が効かなくなった、頭頸部に発生した扁平上皮がんだが、これは、我々の研究治療がついに医療となった瞬間を示すものだ。この秋（20

２０年）、日本では公的保険が適用されるようになった。

２０２０年９月13日、それまで新型コロナウイルスの影響で米国から渡航不能となっていた私は、７ヶ月ぶりに羽田空港に降り立つと、そのままレンタカーで西宮市内にある実家へ８時間かけてたどり着き、その後の半月あまりを自主隔離期間として過ごした。

そして隔離期間の明けた９月29日、ホテルニューオータニ東京で、この正式承認に際して記者会見に臨んだ。会見を主催したのは、楽天メディカルジャパン株式会社であり、代表取締役会長の三木谷浩史さん。三木谷さんはこの場で「私の父は膵臓がんで亡くなりました。父の膵臓がん治療には間に合いませんでしたが、アントレプレナーの使命として世の中のために自分の資産を使う価値のある研究であると確信して挑戦してきました。世界でがんに苦しむ人たちにとって非常に大きなマイルストーンになったのではないかと思います」と述べられた。

この言葉を聞き、私の心中には、この会見を待ちわびて亡くなられたがん患者の方々がどれだけいたであろうかという思いが去来していた。

今回の承認で対象となる患者さんは頭頸部限定であるから、そう多くはない。しかしいま国内では、食道がん、胃がんの治験もすでに着々と進んでおり、これを皮切りに、いずれはほかの部位のがんや初発のがんといった、ほぼすべての固形がんの治療にまで対象を拡充していくことになるだろう。その突破口に立ったのだという身の引き締まる思いもある。

まえがきで記した通り、バラク・オバマ元大統領がこの治療法の将来性について言及した２０１２年が医学研究としてのマイルストーンであれば、２０２０年の正式な薬事承認が光免疫療法実現に向けての医療としての最大のマイルストーンであったことは間違いない。

本文でも少し触れたが、実験・治験医療は数多《あまた》あるベンチャー企業が手がけているが、実用化までたどり着かず雲散霧消していくケースがほとんどで、成功例は一薬剤であったとしても一万に一つあるかどうかといわれている。新たな治療方法となるような仕組み自体が実用化されることはほぼあり得ないことである。そうした中、一剤目の薬品と機器が厳しい審査をクリアできたことは確かに一つの成果に違いない。だが、ここで浮かれてばかりいるわけにもいかない。我々の研究は、いまなお途上にあるのだから。

そうした意味で、今後、考えられる光免疫療法の広がりや未来について、以下に紹介していきたい。

日本国内の研究所の設立

私の所属するＮＩＨでは、約25年もの間、光免疫療法の研究と開発を行ってきたが、現在では日本のみならず、アジアや欧州の医療機関でも治験が行われている。そんな最中、日本で（条件付きではあるが）世界初の承認が下りたのである。いずれ日本がリードして光免疫療法の研究・治療を進めていくことになるであろうと推測していた私は、日本国内で研究拠点の設立を模索していた。

そんな私にとって願ってもない申し出があった。それは、大阪府枚方市にある関西医科大学から日本の研究所を担わせていただけないかというオファーだった。同大で講演の招聘をいただいた２０１９年秋のこと。理事長の山下敏夫先生は、それより前に私がインタビューを受けた光免疫療法の記事を偶然目にされ、非常に大きな期待と関心を寄せてくださっていたという。このときを起点に、話は着々と進んでいる。

この度の薬事承認に合わせて、研究所設立に関する情報も解禁となり、２０２２年４月に開所とすることを正式にプレスリリースとして発表している。[*1]

ここで、私は所長として着任することが決定している。私は米国のＮＩＨに所属しているので、この研究所における待遇はボランティアで無給の客員教授扱いである。

研究所設立の意義は、私がこの研究に取り組んだ本来の目的である、研究を医療として患者さんの役に立てたいということで、いわば研究と臨床の融合である。

私の所属するＮＩＨのラボでは、１〜４年、研究をして日本へ帰国した医学・薬学、あるいは関連分野の研究者がすでに20名以上を数える。北海道大、東北大、群馬大、筑波大、国際医療研究センター、東京大、明治大、東京医科歯科大、慈恵医大、東京医大、千葉大、防衛医大、信州大、福井大、名古屋大、京都大、広島大、岡山大、九州大、そして一般企業からも島津製作所をはじめ、第一三共など数社が研究目的で私のラボへやってこられている。

その後、彼らはそれぞれの所属する研究・医療機関へ戻っているため、個々に光免疫療法の医薬品や機器がそろった環境で研究を継続することは難しいのが現状である。しかし、今後は関西医科大学に国内拠点が設立されることによって、彼らが希望すれば、彼らが勉強し経験して帰った研究を国内で継続し、深めることはもちろん、この分野で新たな研究者をイチから育てることも可能になるであろう。

そのためにも、私はＮＩＨのラボでできていることを、そのまま地球の裏側へ移植できるようなしくみを作りたいと願っている。

ＮＩＨから帰国した日本国内の研究者はもちろん、前述したように、この研究は現在、アメリカ国内のみならず、アジアやヨーロッパの医療機関でも治験が行われているから、そうした国々からも関連の研究者が集い、実験・共同研究という形で飛躍的に広がっていく可能性に期待したい。

これが日本における基礎研究拠点の基本だが、当然、そこにはこの治療の基礎に基づいた臨床治療を後方支援する機能を持たせる予定である。そうすることによって最高の治療を行える臨床が可能になるであろう。同学は頭頸部がんでは、大阪では２位の症例数という実績を持っているので、今後は医師主導治験なども実施し、治療適応の拡張と治療の最適化を行うことを目指していけたらよいだろう。

医師主導治験となると、頭頸部以外のがんの研究を進めることもできる。例えば同学で臨床・研究に携わる私の京大時代の同級生である乳がん専門医の杉江知治氏先生も、光免疫療法に早くから興味を示してくれている。乳がんにはＨＥＲ２（別のがん抗原）を発現するがんが多いが、そこには比較的効果のある薬剤がある。現時点では手強いとされているトリプルネガティブ乳がんには高率にＥＧＦＲが発現しているから、今後は臨床における治療の対象となってくるであろう。

であるから基本は、私のラボで研究して帰国した方々の日本の光免疫療法研究ネットワークの中心、そこに臨床系の病院が付属していることの機能を生かし、臨床の先生方とも連携していくことが理想的である。言い換えると二層構造になっていて、完全な基礎の研究所でありながら、臨床研究のバックアップができる、いわゆる相互を補う関係であることを目指し、設計しているところである。

具体的には、研究関連部門は三部門からなり、第一部門は光免疫、第二部門は免疫、第三部門を基礎研究として行うか、臨床に近い研究を行うか現在検討中というところである。まったく新たな組織であるから研究・臨床のスペシャリストばかりではなく、各部門ごとにコミュニケーションに長《た》けたネットワークの中心を担える優れたリーダーシップを発揮する人材の登用も重要になってくるのである。

貧者のプライド

ようやく薬事承認を得たいま、最も注目されるのは薬価だろう。新薬が承認されると、保険適応のための公定価格は薬剤開発コストと市場規模をもとに国が決めることになる。

近年、１回の投与で３０００万円を超える「キムリア」をはじめ、技術的にも高度で超高額な治療薬がいくつか登場している。このような複雑な機構の製剤は私のラボのような小さなラボでは実験することすらできない。

だが、この光免疫療法に限っては、そのような小さなラボから生まれた医療なのだから、同じ規模の小さなラボでも十分に実験できるよう工夫を凝らして、安価なものだけで作ってきた。貧しいラボの半分は負け惜しみのようではあるが、「それが結果的には薬剤になったときに原価を抑えることになる」と切り替えて、最終的な薬価が高額にならないようにと当初から目標を掲げていた。

「お金が足りないところは頭脳で埋め合わせる」、これはいわば学者としての「貧者のプライド」であり、高額の新薬で逼迫《ひっぱく》する医療財政に一石を投じるという意味もあった。安価な開発費で確実にがんを狙い撃ちにするというのは、体に対してだけではなく、経済的負担をも軽減できるという一石二鳥的なスローガンだったということだ。そしてこれを常に意識し、目指し、そして実現できたという自負はある。

治療に用いるのは医薬品とダイオードレーザー機器であるから、どう見積もっても原価は数万から十数万円程度である。

しかし、現実に役に立つため、薬剤認可に至るための開発を行うには臨床治験が必要である。臨床治験には三木谷さんの私財を含め、気の遠くなるほどの金額が投じられてきた。そうした背景を鑑みれば、今後、開発した医薬品、医療機器を大量生産した際に、どのくらいの価格が妥当であるのか。ここは私には計ることのできない数字である。これは製薬企業と最終的には薬価を決定する厚労省に委ねるしかないが、少なくとも原価コストは極力シンプルに抑えに抑え、開発してきたのが研究者にできるすべてのことであり、貧者のプライドなのである。

よって、このせめぎ合いの中で11月に出た薬価について私は口を挟む立場にはない。

多くの患者さんに届けようと願う一方で、やはり医療経済も同時に円滑に潤って回っていくべきであるから、ある程度の値がつくのは致し方ない。だが、繰り返し伝えたいのは、「貧者のプライド」を持って原価コストを抑えることに成功したことだ。

我々としては、がんを患う方々が諦めざるを得ないような金額ではなく、手の届く身近な治療薬となり、これを必要とするすべての人に届いてくれればと、いまは願うばかりである。

２０２０年12月

小林久隆

＊1　http://green.kmu.ac.jp/news/laaes7000000dpzc-att/20200929Press_Release.pdf

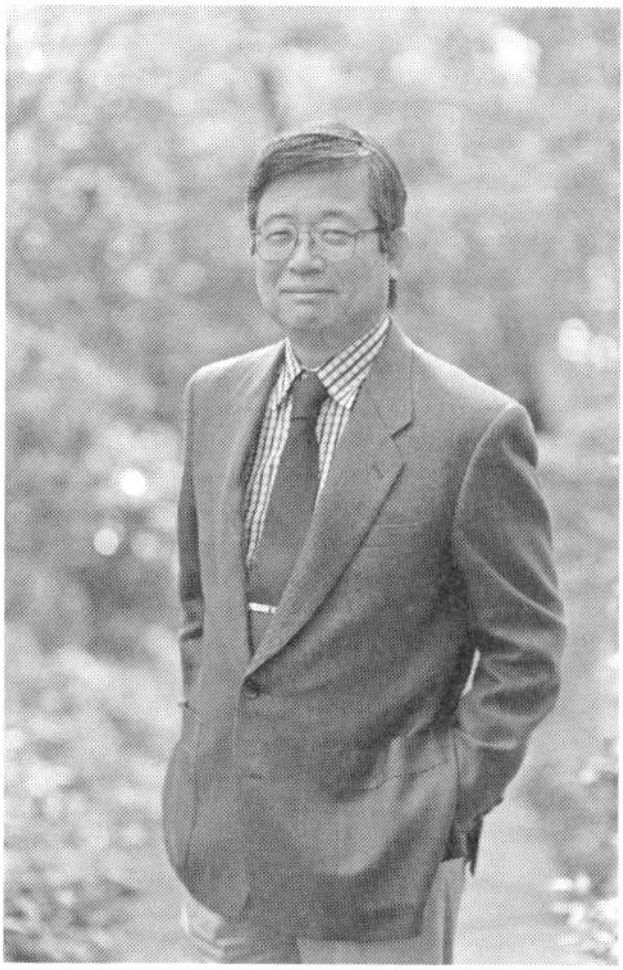

著者近影
撮影　菊池一郎

Fujimura D, Inagaki F, Furusawa A, Okada R, Rosenberg A, Choyke PL, Kobayashi H.
The effect of dye-antibody ratio, light dose and solvent pH on the stability of panitumumab-IR700, a photoimmunotherapy agent.
ACS Medicinal Chemistry Letter 2020; 11(8): 1598-1604.

Maruoka Y, Furusawa A, Okada R, Inagaki F, Wakiyama H, Kato T, Nagaya T, Choyke PL, Kobayashi H.
Interleukin-15 after near-infrared photoimmunotherapy (NIR-PIT) enhances T cell response against syngeneic mouse tumors.
Cancers 2020; 12(9): 2575. doi:10.3390/cancers12092575

Maruoka Y, Furusawa A, Okada R, Inagaki F, Fujimura D, Wakiyama H, Kato T, Nagaya T, Choyke PL, Kobayashi H.
Near-infrared photoimmunotherapy combined with CTLA4 checkpoint blockade in syngeneic mouse cancer models.
Vaccines 2020; 8(3): 528. doi:10.3390/vaccines8030528

Wakiyama H, Furusawa A, Okada R, Inagaki F, Fujimura D, Kato T, Maruoka Y, Choyke PL, Kobayashi H.
Increased immunogenicity of a minimally immunogenic tumor after cancer-targeting near infrared photoimmunotherapy
Cancers 2020 in press 10.3390/cancers12123747

Nishimura T, Mitsunaga M, Sawada R, Saruta M, Kobayashi H, Matsumoto N, Kanke T, Nakamura K.
Photoimmunotherapy targeting biliary-pancreatic cancer with humanized anti-TROP2 antibody
Cancer Medicine 2019;8(18):7781-7792.

Maruoka Y, Furusawa A, Okada R, Inagaki F, Fujimura D, Wakiyama H, Kato T, Nagaya T, Choyke PL, Kobayashi H.
Combined CD44- and CD25-targeted near-infrared photoimmunotherapy to selectively kill cancer and regulatory t cells in syngeneic mouse cancer models.
Cancer Immunology Research 2020 ;8(3):345-355.

Nishinaga Y, Sato K, Yasui H, Taki S, Takahashi K, Shimizu M, Endo R, Koike C, Kuramoto N, Nakamura S, Fukui T, Yukawa H, Baba Y, Kaneko MK, Chen-Yoshikawa TF, Kobayashi H, Kato Y, Hasegawa Y.
Targeted Phototherapy for Malignant Pleural Mesothelioma: Near Infrared Photoimmunotherapy Targeting Podoplanin
Cells 2020 ;9(4):1019.

Rosenburg A, Fujimura D, Okada R, Furusawa A, Inagaki H, Wakiyama H, Kato T, Choyke PL, Kobayashi H.
Real Time Fluorescence Imaging using Indocyanine Green to Assess Therapeutic Effects of Near Infrared Photoimmunotherapy in Tumor Model Mice.
Molecular Imaging 2020;19:1536012120934965.

Rosenberg A, Inagaki F, KatoT, Okada R, Wakiyama H, Furusawa A, Choyke PL, Kobayashi H.
Wound Healing after Excision of Subcutaneous Tumors Treated with Near Infrared Photoimmunotherapy
Cancer Medicine 2020;9:5932-5939.

Nagaya T, Friedman J, Maruoka Y, Ogata F, Okuyama S, Clavijo PE, Choyke PL, Allen C, Kobayashi H.
Host immunity following near infrared photoimmunotherapy is enhanced with PD-1 checkpoint blockade to eradicate established tumors
Cancer Immunology Research 2019;7(3):401-413. doi: 10.1158/2326-6066.CIR-18-0546

Watanabe S, Noma K, Kashima H, Kato T, Urano S, Katsube R, Hashimoto Y, Ohara T, Tazawa H, Shirakawa Y, Kobayashi H, Fujiwara T.
Near-infrared photoimmunotherapy targeting cancer-associated fibroblasts reduced accelerated tumor growth in human esophageal carcinoma.
Cancer Biology & Therapy 2019;20(9):1234-1248.

Nakamura T, Mitsunaga, M, Ito K, Kobayashi, H, Saruta, M.
Cancer neovasculature-targeted near-infrared photoimmunotherapy (NIR-PIT) for gastric cancer: different mechanisms of phototoxicity compared to cell membrane-targeted NIR-PIT.
Gastric Cancer 2020;23(1):82-94.

Okada R, Maruoka Y, Furusawa A, Inagaki F, Nagaya T, Fujimura D, Choyke PL, Kobayashi H.
The Effect of Antibody Fragments on CD25 Targeted Regulatory T Cell Near Infrared Photoimmunotherapy (NIR-PIT).
Bioconjugate Chemistry 2019;30(10):2624-2633. doi:10.1021/acs.bioconjchem.9b00547

Nakamura YA, Okuyama S, Furusawa A, Nagaya T, Fujimura D, Maruoka Y, Eclarinal PC, Choyke PL, Kobayashi H.
Near-Infrared Photoimmunotherapy through Bone
Cancer Science 2019;110(12):3689-3694.

Nagaya T, Okuyama S, Ogata F, Maruoka Y, Choyke PL, Kobayashi H.
Endoscopic near infrared photoimmunotherapy using a fiber optic diffuser for targeting peritoneal dissemination of gastric cancer.
Cancer Science 2018; 109(6):1902-1908.

Tang Q, Nagaya T, Liu Y, Horng H, Lin J, Sato K, Kobayashi H, Chen Y.
3D Mesoscopic Fluorescence Tomography for Imaging Micro-distribution of Antibody-photon Absorber Conjugates during Photoimmunotherapy in vivo.
Journal of Controlled Release 2018; 279:171-180.

Nagaya T, Okuyama S, Ogata F, Maruoka Y, Choyke PL, Kobayashi H.
Near infrared photoimmunotherapy using a fiber optic diffuser for treating peritoneal gastric cancer dissemination.
Gastric Cancer 2019; 22(3): 463-472.

Sato K, Ando K, Okuyama S, Moriguchi S, Ogura T, Totoki S, Hanaoka H, Nagaya T, Kokawa R, Takakura H, Nishimura M, Hasegawa Y, Choyke PL, Ogawa M, Kobayashi H.
Photo-induced ligand release from a silicon phthalocyanine dye conjugated with monoclonal antibodies; A mechanism of cancer cell cytotoxicity after near infrared photoimmunotherapy.
ACS Central Science 2018 ;4(11):1559-1569.

Siddiqui MR, Railkar R, Sanford T, Crooks DR, Eckhaus MA, Haines D, Choyke PL, Kobayashi H, Agarwal PK.
Targeting Epidermal Growth Factor Receptor (EGFR) and Human Epidermal Growth Factor Receptor 2 (HER2) Expressing Bladder Cancer Using Combination Photoimmunotherapy (PIT).
Scientific Reports 2019; 9(1): 2084.

Nagaya T, Gorka AP, Nani RR, Okuyama S, Ogata F, Maruoka Y, Choyke PL, Schnermann MJ, Kobayashi H.
Molecularly Targeted Cancer Combination Therapy with Near Infrared Photoimmunotherapy and Near Infrared Photo-release with Duocarmycin-antibody Conjugate.
Molecular Cancer Therapeutics 2018; 17(3): 661-670. DOI:10.1158/1535-7163.MCT-17-0851

Okuyama S, Nagaya T, Sato, K, Ogata F, Maruoka Y, Choyke PL, Kobayashi H.
Interstitial near-infrared photoimmunotherapy: effective treatment areas and light doses needed for use with fiber optic diffusers.
Oncotarget 2018; 9: 11159-11169. doi.org/10.18632/oncotarget.24329

Maruoka Y, Nagaya T, Sato K, Ogata F, Okuyama S, Choyke PL, Kobayashi H.
Near infrared photoimmunotherapy with combined exposure of external and interstitial light sources.
Molecular Pharmaceutics 2018;15(9):3634-3641.

Nagaya T, Okuyama S, Ogata F, Maruoka Y, Knapp DW, Karagiannis SN, Fazekas-Singer J, Choyke PL, LeBlanc AK, Jensen-Jarolim E, Kobayashi H.
Near infrared photoimmunotherapy targeting bladder cancer with a canine anti-epidermal growth factor receptor (EGFR) antibody
Oncotarget 2018; 9: 19026-19038.

Nakajima K, Kimura T, Takakura H, Yoshikawa Y, Kameda A, Shindo T, Sato K, Kobayashi H, Ogawa M.
Implantable wireless light emitting diode for near-infrared photoimmunotherapy in vivo.
Oncotarget 2018; 9: 20048-20057.

Railkar R, Krane LS, Sanford T, Haines D, Li Q, Vourganti S, Brancato SJ, Choyke PL, Kobayashi H, Agarwal PK.
Epidermal Growth Factor Receptor (EGFR) Targeted Photoimmunotherapy (PIT) for the Treatment of EGFR expressing Bladder Cancer.
Molecular Cancer Therapeutics 2017; 16(10):2201-2214.

Okuyama S, Nagaya T, Ogata F, Maruoka Y, Sato K, Nakamura Y, Choyke PL, Kobayashi H.
Avoiding thermal injury during near-infrared photoimmunotherapy (NIR-PIT): the importance of NIR light power density.
Oncotarget 2017; 8(68): 113194-113201.

Nagaya T, Nakamura Y, Okuyama S, Ogata F, Maruoka Y, Choyke PL, Allen C, Kobayashi H.
Near infrared photoimmunotherapy with an anti-CD44 antibody in syngeneic mouse models of oral cavity squamous cell carcinoma.
Molecular Cancer Research 2017; 15(12): 1667-1677. doi: 10.1158/1541-7786.MCR-17-0333.

Ogata F, Nagaya T, Okuyama S, Maruoka Y, Choyke PL, Yamauchi T, Kobayashi H.
Dynamic changes in the cell membrane on three dimensional low coherent quantitative phase microscopy (3D LC-QPM) after treatment with the near infrared photoimmunotherapy.
Oncotarget 2017; 8(61): 104295-104302.

Maruoka Y, Nagaya T, Nakamura Y, Sato K, Ogata F, Okuyama S, Choyke PL, Kobayashi H.
Evaluation of early therapeutic effects after near infrared photoimmunotherapy (NIR-PIT) using luciferase-luciferin photon-counting and fluorescence imaging.
Molecular Pharmaceutics 2017; 14(12): 4628-4635.

Ogawa M, Tomita Y, Nakamura Y, Lee M-J, Lee S, Tomita S, Nagaya T, Sato K, Yamauchi T, Iwai H, Kumar A, Haystead T, Shroff H, Choyke PL, Trepel JB, Kobayashi H.
Immunogenic cancer cell death selectively induced by near-infrared photoimmunotherapy.
Oncotarget 2017;8(6):10425-10436. doi: 10.18632/oncotarget.14425.

Ogata F, Nagaya T, Nakamura Y, Okuyama S, Maruoka Y, Choyke PL, Kobayashi H.
Near-Infrared Photoimmunotherapy: A comparison of light dosing schedules.
Oncotarget 2017;8(21):35069-35075.

Nakamura Y, Nagaya T, Sato K, Okuyama S, Ogata F, Thien AT, Wong KJ, Adler S, Eclarinal P, Choyke PL, Kobayashi H.
Cerenkov radiation-induced Photoimmunotherapy with 18F-FDG
The Journal of Nuclear Medicine 2017 ;58(9):1395-1400.

Ito K, Mitsunaga M, Nishimura T, Saruta M, Kobayashi H, Tajiri H.
Near-infrared photochemoimmunotherapy by photoactivatable bifunctional antibody-drug conjugates targeting HER2-positive cancer
Bioconjugate Chemistry 2017; 28(5):1458-1469.

Nagaya T, Nakamura Y, Okuyama S, Ogata F, Maruoka Y, Choyke PL, Kobayashi H.
Near infrared photoimmunotherapy targeting prostate cancer with prostate-specific membrane antigen (PSMA) antibody.
Molecular Cancer Research 2017; 15(9): 1153-1162.

Tang Q, Nagaya T, Liu Y, Lin J, Sato K, Kobayashi H, Chen Y.
Real-time monitoring of micro-distribution of antibody-photon absorber conjugates during photoimmunotherapy in vivo.
Journal of Controlled Release 2017; 260: 154-163.

Nakamura Y, Nagaya T, Sato K, Harada T, Okuyama S, Choyke PL, Yamauchi T, Kobayashi H.
Alterations of filopodia by near infrared photoimmunotherapy: evaluation with 3D low-coherent quantitative phase microscopy.
Biomedical Optics Express 2016 ;7(7):2738-2748.

Sato K, Sato N, Xu B, Nakamura Y, Nagaya T, Choyke PL, Hasegawa Y, Kobayashi H.
Spatially selective depletion of tumor-associated regulatory T cells with near infrared photoimmunotherapy.
Science Translational Medicine 2016 Aug 17; 8(352):352ra110.

Nagaya T, Nakamura Y, Sato K, Harada T, Choyke PL, Kobayashi H.
Near Infrared Photoimmunotherapy of B-cell Lymphoma.
Molecular Oncology 2016; 10(9): 1404-1414. (Cover article)

Nagaya T, Nakamura Y, Sato K, Harada T, Choyke PL, Hodge JW, Schlom J, Kobayashi H.
Near infrared photoimmunotherapy with avelumab, an anti-programmed death-ligand 1 (PD-L1) antibody.
Oncotarget 2017 ; 8(5): 8807-8817.

Harada T, Nakamura Y, Sato K, Nagaya T, Okuyama S, Ogata F, Choyke PL, Kobayashi H.
Near-infrared photoimmunotherapy with galactosyl serum albumin in a model of diffuse peritoneal disseminated ovarian cancer.
Oncotarget 2016; 7(48): 79408-79416.

Nakamura Y, Weaver Ohler Z, Householder D, Nagaya T, Sato K, Okuyama S, Ogata F, Daar D, Hoa T, Choyke PL, Kobayashi H.
Near infrared photoimmunotherapy in a transgenic mouse model of spontaneous epidermal growth factor receptor (EGFR)-expressing lung cancer.
Molecular Cancer Therapeutics 2017;16(2):408-414. doi: 10.1158/1535-7163.MCT-16-0663.

Sato K, Watanabe R, Hanaoka H, Nakajima T, Choyke PL, Kobayashi H.
Comparative effectiveness of light emitting diodes (LEDs) and lasers in near infrared photoimmunotherapy.
Oncotarget 2016; 7(12): 14324-14335.

Ito K, Mitsunaga M, Arihiro S, Nishimura T, Saruta M, Matsuoka M, Kobayashi H, Tajiri H.
Combination treatment with monoclonal antibodies recognizing different epitopes of human epidermal growth factor receptor 2: An assessment of phototherapeutic effect based on fluorescence molecular imaging.
Oncotarget 2016; 7(12): 14143-14152.

Jing H, Weidensteiner C, Reichardt W, Zhu X, Kobayashi H, Niedermann G.
Imaging and selective elimination of glioblastoma stem cells with theranostic near-infrared-labelled CD133-specific antibodies.
Theranostics 2016; 6(6): 862-874. doi:10.7150/thno.12890

Nagaya T, Nakamura Y, Sato K, Zhang Y-F, Ni M, Choyke PL, Ho M, Kobayashi H.
Near infrared photoimmunotherapy with an anti-mesothelin antibody.
Oncotarget 2016; 7(17): 23361-23369.

Nagaya T, Nakamura Y, Sato K, Harada T, Choyke PL, Kobayashi H.
Improved micro-distribution of antibody-photon absorber conjugates after initial near infrared photoimmunotherapy (NIR-PIT)
Journal of Controlled Release 2016; 232: 1-8.

Jin J, Krishnamachary B, Mironchik Y, Kobayashi H, Bhujwalla ZM.
Phototheranostics of triple negative breast cancer and its stem cell population
Scientific Reports 2016; 6: 27871.

Sato K, Nagaya T, Mitsunaga M, Choyke PL, Kobayashi H.
Near infrared photoimmunotherapy for diffuse multiple lung metastases.
Cancer Letters 2015; 365(1): 112-121.

Nagaya T, Sato K, Harada T, Nakamura Y, Choyke PL, Kobayashi H.
Near infrared photoimmunotherapy targeting EGFR positive triple negative breast cancer: Optimizing the conjugate-light regimen.
PLoS One 2015;10(8):e0136829. doi: 10.1371/journal.pone.0136829.

Sato K, Choyke PL, Kobayashi H.
Selective cell elimination from mixed 3D culture using near infrared photoimmunotherapy technique.
Journal of Visualized Experiments 2016 Mar 14;(109). doi: 10.3791/53633.

Ishida M, Kagawa S, Shimoyama K, Takehara K, Noma K, Tanabe S, Shirakawa Y, Tazawa H, Kobayashi H, Fujiwara T.
Neo-targeted photoimmunotherapy for peritoneally disseminated HER2-negative gastric cancer.
Molecular Cancer Therapeutics 2016; 15(3): 402-411.

Ito K, Mitsunaga M, Arihiro S, Saruta M, Matsuoka M, Kobayashi H, Tajiri H. Molecular Targeted Photoimmunochemotherapy for HER2-positive Human Gastric Cancer Results in Improved Treatment Outcomes In Vivo
BMC Cancer 2016; 16(1):37.

Nakamura Y, Bernardo M, Nagaya T, Sato K, Harada T, Choyle PL, Kobayashi H.
MR imaging of tumor shortly after near infrared photoimmunotherapy.
Oncotarget 2016; 7(13): 17254-17264.

Maawy A, Hiroshima Y, Zhang Y, Garcia-Guzman M, Luiken GA, Kobayashi H, Hoffman RM, Bouvet M.
Photoimmunotherapy lowers recurrence after pancreatic cancer surgery in orthotopic nude mouse models.
Journal of Surgical Research 2015;197(1):5-11.

Maawy A, Hiroshima Y, Zhang Y, Heim R, Makings L, Garcia-Guzman M, Luiken GA, Kobayashi H, Hoffman RM, Bouvet M.
Near infra-red photoimmunotherapy with anti-CEA-IR700 results in extensive tumor lysis and a significant decrease in tumor burden in orthotopic mouse models of pancreatic cancer.
PLoS One 2015; 10(3): e0121989.

Sato K, Nagaya T, Choyke PL, Kobayashi H.
Near infrared photoimmunotherapy in the treatment of pleural disseminated NSCLC: preclinical experience.
Theranostics 2015; 5(7): 698-709.

Sato K, Nakajima T, Choyke PL, Kobayashi H.
Selective in vitro and in vivo cell elimination using near infrared photoimmunotherapy
RSC Advances 2015; 5: 25105 - 25114.

Hiroshima Y, Maawy A, Zhang Y, Garcia Guzman M, Heim R, Makings L, Luiken GA, Kobayashi H, Tanaka K, Endo I, Hoffman RM, Bouvet M.
Photoimmunotherapy inhibits tumor recurrence after surgical resection on a pancreatic cancer patient-derived orthotopic xenograft (PDOX) nude mouse model
Annals of Surgical Oncology 2015;22 Suppl 3: S1469-1474.

Sato K, Nagaya T, Nakamura Y, Harada T, Choyke PL, Kobayashi H.
Near infrared photoimmunotherapy prevents lung cancer metastases in a murine model.
Oncotarget 2015; 6(23):19747-19758.

Liang C, Nakajima T, Watanabe R, Sato K, Choyke PL, Yu C, Kobayashi H.
Real-time monitoring of hemodynamic changes in tumor vessels during photo-immunotherapy using optical coherence tomography
Journal of Biomedical Optics 2014; 19(9): 98004.

Hanaoka H, Nakajima T, Sato K, Watanabe R, Harada T, Phung Y, Gao W, Kim IS, Paik CH, Choyke PL, Ho M, Kobayashi H.
Photoimmunotherapy of hepatocellular carcinoma: Targeting Glypican-3 with a YP7 anti-Glypican-3 antibody conjugate.
Nanomedicine 2015; 10(7): 1139-1147.

Sato K, Hanaoka H, Watanabe R, Choyke PL, Kobayashi H.
Photoimmunotherapy (PIT) in the treatment of disseminated peritoneal ovarian cancer.
Molecular Cancer Therapeutics 2015; 14(1):141-150.

Sato K, Choyke PL, Kobayashi H.
Photoimmunotherapy of gastric cancer peritoneal carcinomatosis in a mouse model.
PLoS One 2014 ;9(11): e113276.

Watanabe R, Hanaoka H, Sato K, Nagaya T, Harada T, Mitsunaga M, Kim IS, Paik CH, Wu AM, Choyke PL, Kobayashi H.
Photoimmunotherapy targeting prostate-specific membrane antigen; Are antibody fragments as effective as antibodies?
The Journal of Nuclear Medicine 2015; 56(1): 140-144.

Shimoyama K, Kagawa S, Ishida M, Watanabe S, Noma K, Takehara K, Tazawa H, Hashimoto Y, Tanabe S, Matsuoka J, Kobayashi H, Fujiwara T.
Viral transduction of the HER2-extracellular domain expands trastuzumab-based photoimmunotherapy for HER2 negative breast cancer cells
Breast Cancer Research and Treatment 2015;149(3):597-605. DOI: 10.1007/s10549-015-3265-y

Sano K, Nakajima T, Choyke PL, Kobayashi H.
Super-enhanced permeability and retention effects of nanoparticle induced by the photo-immunotherapy.
ACS Nano 2013; 7(1): 717-724.

Nakajima T, Sano K, Choyke PL, Kobayashi H.
Dual targeted photoimmunotherapy can synergistically enhance the therapeutic effects.
Theranostics 2013; 3(6): 357-365.

Ali T, Nakajima T, Sano K, Sato K, Choyke PL, Kobayashi H.
Dynamic fluorescent imaging with indocyanine green for monitoring the therapeutic effects of photoimmunotherapy.
Contrast Media and Molecular Imaging 2014; 9(4): 276-282.

Sano K, Nakajima T, Choyke PL, Kobayashi H.
The effect of photoimmunotherapy (PIT) followed by liposomal daunorubicin in a mixed tumor model: A demonstration of the super enhanced permeability and retention (SUPR) effect after PIT.
Molecular Cancer Therapeutics 2014; 13(2): 426-432.

Sato K, Watanabe R, Hanaoka H, Harada T, Nakajima T, Kim IS, Paik CH, Choyke PL, Kobayashi H.
Photoimmunotherapy: Comparative effectiveness of two monoclonal antibodies targeting the epidermal growth factor receptor.
Molecular Oncology 2014: 8(3); 620-632.

Nakajima T, Sato K, Hanaoka H, Watanabe R, Harada T, Choyke PL, Kobayashi H.
The effects of conjugate and light dose on photo-immunotherapy induced cytotoxicity.
BMC Cancer 2014; 14(1): 389. doi: 10.1186/1471-2407-14-389.

小林久隆
がんの近赤外光線免疫療法
Skin Cancer 2019; 34(2): 71-77.

小林久隆
がんの近赤外光線免疫療法の開発経緯と今後の展望―外科治療との関わりも含めて―
日本外科学会会誌 . 2020; 121(5): 535-539.

［原著論文］

Mitsunaga M, Ogawa M, Kosaka N, Rosenburm LT, Choyke PL, Kobayashi H.
Cancer Cell-Selective In Vivo Near Infrared Photoimmunotherapy Targeting Specific Membrane Molecules.
Nature Medicine 2011; 17(12): 1685-1691.

Mitsunaga M, Nakajima T, Sano K, Choyke PL, Kobayashi H.
Near infrared theranostic photoimmunotherapy (PIT): Repeated exposure of light enhances the effect of immunoconjugate.
Bioconjugate Chemistry 2012; 23(3): 604-609.

Nakajima T, Sano K, Mitsunaga M, Choyke PL, Kobayashi H.
Real-time monitoring of in vivo acute necrotic cancer cell death induced by near infrared photoimmunotherapy using fluorescence lifetime imaging.
Cancer Research 2012 ;72(18) :4622-4628

Mitsunaga M, Nakajima T, Sano K, Kramer-Marek G, Choyke PL, Kobayashi H.
Immediate in vivo target-specific cancer cell death after near infrared photoimmunotherapy.
BMC Cancer 2012; 12: 345.

Sano K, Mitsunaga M, Nakajima T, Choyke PL, Kobayashi H.
Acute cytotoxic effects of photoimmunotherapy assessed by 18F-Fluorodeoxyglucose (FDG) PET.
The Journal of Nuclear Medicine 2013; 54:770-775.

参考文献

［総説論文］

Kobayashi H, Choyke PL.
Near infrared photoimmunotherapy of cancer.
Accounts of Chemical Research 2019;52(8):2332-2339. doi:10.1021/acs.accounts.9b00273.

Kobayashi H, Griffiths GL, Choyke PL.
Near Infrared Photoimmunotherapy: Photo-Activatable Anti-body-Drug Conjugates (ADCs).
Bioconjugate Chemistry 2020:31(1):28-36. (Cover article)

Kobayashi H, Furusawa A, Rosenburg A, Choyke PL.
Near-infrared photoimmunotherapy of cancer: a new approach that kills cancer cells and enhances anti-cancer host immunity.
International Immunology 2020 (in press) doi.org/10.1093/intimm/dxaa037

Kobayashi H, Watanabe R, Choyke PL.
Delivery of nano-sized drugs in cancer relaying on conventional and improved enhanced permeability and retention (EPR) effects. (review)
Theranostics 2014; 4(1):81-89.

小林久隆
特異性を重視した新たな癌の分子イメージングと近赤外光線免疫療法
Drug Delivery System (DDS) 2014; 29(4): 274-284.

小林久隆
近赤外光線免疫療法による新規がん治療
薬剤学　2016; 76 (3): 172-176.

小林久隆
がんの近赤外光線免疫療法：既存の光線力学療法との違いを中心に
医学のあゆみ 2016; 258(11): 1049-1053.

企画・取材・文　本荘そのこ
本文図版制作　デザイン・プレイス・デマンド

小林久隆 特設サイト

https://special.kobunsha.com/hikari/

小林久隆（こばやしひさたか）

1961 年、兵庫県西宮市生まれ。現在、NIH/NCI（アメリカ国立衛生研究所・国立がん研究所）分子イメージングプログラム主任研究員として勤務。'87 年、京都大学医学部を卒業し、'95 年に京都大学大学院内科系核医学を専攻し修了、医学博士号取得。同年に渡米、NIH 臨床研究センターフェローに。'98 年に帰国し、京都大学医学部助手を経て、2001 年に再渡米、NIH の NCI にシニアフェローとして勤務、'05 年から現職に。'11 年、光免疫療法の論文が米医学誌『Nature Medicine』に掲載される。光免疫療法の研究・開発により'14 年に NIH 長官賞を受賞、'17 年に NCI 長官個人表彰を受ける。他に 5 回の NIH Tech Transfer Award 等を受賞。

がんを瞬時《しゅんじ》に破壊《はかい》する光免疫療法《ひかりめんえきりょうほう》
身体《からだ》にやさしい新治療《しんちりょう》が医療《いりょう》を変《か》える

2021年 1 月30日初版 1 刷発行

著　者 —— 小林久隆
発行者 —— 田邉浩司
装　幀 —— アラン・チャン
印刷所 —— 萩原印刷
製本所 —— ナショナル製本
発行所 —— 株式会社光文社
東京都文京区音羽 1-16-6(〒112-8011)
https://www.kobunsha.com/
電　話 —— 編集部 03(5395)8289 書籍販売部 03(5395)8116
業務部 03(5395)8125
メール —— sinsyo@kobunsha.com

 ISBN 978-4-334-04519-7

1099
山本太郎とＮ国党
ＳＮＳが変える民主主義
真鍋厚

彼らは本当に「ポピュリスト」と切り捨てていい存在なのか。この時代に彼らが国会で議席を得たのは偶然か。ＳＮＳ全盛時代の民主主義のあり方を問う、新しい切り口の政治論。

978-4-334-04508-1

1100
「宇宙の音楽」を聴く
指揮者の思考法
伊藤玲阿奈

時代の変化にどう柔軟に対応するか？　二〇歳を過ぎて音楽家への道を選び、ニューヨークで戦ってきた指揮者が綴る、成功と失敗の概念を超える「しなやかな思考」のつくりかた。

978-4-334-04506-7

1101
Ｚ世代
若者はなぜインスタ・ＴｉｋＴｏｋにハマるのか？
原田曜平

「Ｚ世代」は「ゆとり世代」と何が違うのか？　世代人口が少ないにもかかわらず、彼らの発信力・拡散力はなぜ巨大なのか？「スマホ第一世代」を若者研究の第一人者が徹底分析。

978-4-334-04507-4

1102
教養としての腕時計選び
篠田哲生

そこかしこで時刻を確認することができる時代、人は何のために腕時計を身につけるのか。成熟した大人の身だしなみ、あるいは「教養」としてとらえ直し、時計選びのセンスを高める。

978-4-334-04510-4

1103
知らないと恥をかく「性」の新常識
齋藤賢

#MeTooをはじめとした近年の様々なムーブメントの分析や、多彩なアクティビストへのインタビューなどを通じ、「性」をめぐるこの国の現在地を鮮やかに抉り出すルポ&批評。

978-4-334-04511-1

1104

警察官の出世と人事

古野まほろ

「階級」だけでは見えてこない、複雑な「警察官の出世と人事」の仕組みを、元警察官僚のミステリ作家が徹底解説。企業の人事担当者、出世が気になるビジネスパーソンも必読！

978-4-334-04512-8

1105

定年前、しなくていい5つのこと

「定年の常識」にダマされるな！

大江英樹

年金は破綻しない、地域デビューは危険、夫婦で旅行もいらない……人気経済コラムニストが「不安に駆られてしない方がいいこと」を、経験と豊富な取材に基づき、5つの分野で具体的に指南。

978-4-334-04513-5

1106

人類はふたたび月を目指す

春山純一

今、月を目指す国や民間企業が世界で続々と現れている。日本の月探査計画に携わり、「月の縦孔の発見」で世界的に知られる著者が、探査や発見をめぐるスリリングな舞台裏を綴る。

978-4-334-04514-2

1107

見るレッスン

映画史特別講義

蓮實重彦

サイレント、ドキュメンタリー、ヌーベル・バーグから現代まで１２０年を超える蓄積と向き合い、作品の最も優れた瞬間で刮目する方法を、シネフィル教授が初めて新書で指南。

978-4-334-04515-9

1108

コロナ対策 各国リーダーたちの通信簿

栗田路子　プラド夏樹
田口理穂　冨久岡ナヲ
片瀬ケイ
クローディアー真理
田中ティナ

世界が一様にパンデミックに包まれた中、各国首脳の言動には大きな違いが。そしてその違いはコロナ禍の行方も左右した。7人の海外在住ジャーナリストが綴るリーダーの素顔。

978-4-334-04516-6

1109

洋画家の美術史

ナカムラクニオ

あちこちの美術館や切手で見たことはあっても、実はよくは知らない「洋画」の世界。画家たちの波瀾万丈な一生を追いながら、作品と近代美術史の流れをわかりやすく解説する。

978-4-334-04517-3

1110

相続地獄
残った家族が困らない終活入門

森永卓郎

ある日突然ふりかかり、一歩間違えると泥沼にはまる相続問題。自身の経験をもとに、今日からできる森永流・生前整理術を伝授する新時代の「相続の教科書」。

978-4-334-04518-0

1111

がんを瞬時に破壊する 光免疫療法
身体にやさしい新治療が医療を変える

小林久隆

新しいがんの治療法が世界で注目を集めている。どのような治療法なのか？　身体への負担や副作用は？　転移・再発の可能性は？　アメリカ国立衛生研究所の日本人開発者が初めて綴る。

978-4-334-04519-7

1112

誤読のイタリア

ディエゴ・マルティーナ

イタリア文化を見つめる旅は、日本文化を再発見する旅だ。夏目漱石など日本文学を愛するイタリア人が、文化の「誤読」と「正読」についてユーモアを交えて綴った心温まるエッセイ。

978-4-334-04520-3

1113

平成・令和 学生たちの社会運動
ＳＥＡＬＤｓ、民青、過激派、独自グループ

小林哲夫

２０１０年代、学生による社会運動はどのように繰り広げられたか？　かつての学生運動と何が違うのか？　ＳＥＡＬＤｓから過激派まで長期にわたる徹底取材による闘いの記録。

978-4-334-04521-0